Scheffer Die Original Bachblütentherapie für Einsteiger

Mechthild Scheffer

Die Original Bachblütentherapie für Einsteiger

Die Blüten – Die Anwendung – Die Wirkung

IRISIANA

8. Auflage 2025
© 2013 by Irisiana, einem Unternehmen der Penguin Random House Verlagsgruppe GmbH,
Neumarkter Straße 28, 81673 München
produktsicherheit@penguinrandomhouse.de
(Vorstehende Angaben sind zugleich Pflichtinformationen nach GPSR.)

Zielsetzung der Bachblütentherapie ist die seelische Harmonisierung und damit die
größtmögliche Entfaltung und Stabilität der Persönlichkeit. Daraus folgt indirekt eine höhere
Widerstandskraft gegen seelische Störungen und seelisch bedingte körperliche Störungen.
Es wäre falsch, die Wirkung in direkten Zusammenhang mit körperlichen Krankheitssymptomen zu bringen.
Die Bachblütentherapie dient vielmehr in erster Linie der *seelischen Gesundheitsvorsorge*.
Die Bachblüten-Konzentrate können deshalb auch zur Vorbeugung gegen körperliche Krankheiten
und zur Unterstützung einer fachgerechten medizinischen oder psychologischen
Behandlung dienen, diese aber nicht ersetzen.
Hinweis: Wenn in diesem Buch von Diagnose, Patient, Therapie oder Heilung gesprochen wird,
so sind diese Begriffe nicht im gesetzlichen Sinne zu verstehen.

Penguin Random House Verlagsgruppe FSC® N001967

Umschlaggestaltung: Geviert, Grafik & Typografie, München
unter Verwendung eines Fotos von Your Photo today, Taufkirchen (Rainer Binder)
Illustrationen: Andreas Roth
Autorenfoto: Sabrina Nagel
Satz: Satzwerk Huber, Germering
Druck und Bindung: Pixartprinting, Lavis
Printed in Italy

ISBN 978-3-424-15190-9
579087680111

Inhalt

Anhang

Sie interessieren sich jetzt für die Bachblüten ...

Dann wissen Sie sicher schon, dass es sich dabei nicht um Blüten handelt, »die am Bach wachsen«; sondern um »Blumen, die durch die Seele heilen«. Bach nannte sie *the happy fellows of the plant world*, die »Frohnaturen der Pflanzenwelt«. Diese fast poetischen Formulierungen und die außerordentlich positiven Wirkungen gut ausgewählter Bachblüten-Mischungen haben die Original Bachblütentherapie enorm bekannt gemacht. Trotzdem hat dieses, heute schon als Klassiker zu bezeichnende, anerkannte alternative Heilverfahren in der Öffentlichkeit immer noch nicht das »Image«, das es verdient.

Einerseits wird es auch in Fachkreisen als sinnvoll und hilfreich anerkannt, andererseits als »Hausfrauen-Medizin« milde belächelt. Wie es auch sei: Im Bachblüten-Boom haben oberflächliche Information und unqualifizierte Anwendung (und dadurch ausbleibende Erfolge) leider manch ernsthaften Interessierten davon abgehalten, sich mit dem Werk eines der fortschrittlichsten Mediziner des vergangenen Jahrhunderts näher zu beschäftigen.

Dabei bringt es großen persönlichen Gewinn, diese einfache und vollkommen ungefährliche Methode der seelischen Gesundheitsvorsorge, Selbsterfahrung und Unterstützung kennen zu lernen und anzuwenden.

Unzählige Menschen haben mit Unterstützung der Bachblüten aus einer seelischen Sackgasse herausgefunden und den entscheidenden Schritt zu einer konstruktiveren Lebensgestaltung getan.

Wenn Sie gerade als Patient, Klient oder interessierter Laie mit den Bachblüten in Berührung gekommen sind, möchte Sie diese knappe, aber präzise **Erstinformation** in die Prinzipien und praktische Anwendung der Original Bachblütentherapie einführen. Für das grundsätzliche Erlernen der Original Bachblütentherapie bietet Ihnen das **Standardwerk** *Die Original Bachblütentherapie. Das gesamte theoretische und praktische Bachblütenwissen* (Irisiana, München) alles, was Sie wissen müssen.

Neben der Übersicht über das gesamte Bachblüten-System und den charakteristischen Eigenschaften der 38 Bachblüten finden Sie auf den folgenden Seiten eine besonders **ausführliche Information über die Notfalltropfen**. Sie sind die weltweit bekanntesten »Bachblüten« und waren und sind für viele Menschen der Einstieg in die Original Bachblütentherapie. Allein die Entdeckung dieser sanften Form der Stressvorbeugung rechtfertigt die weltweite Anerkennung des Werkes von Dr. Edward Bach.

Jeder Anfang beginnt mit Fragen. Die Antworten auf die am häufigsten gestellten Fragen haben wir ab Seite 98 für Sie zusammengestellt. Und schließlich ermöglicht Ihnen der Fragebogen sowie die in jahrzehntelanger Beobachtung von mir entwickelten »**Bachblüten-Cluster**« einen ersten **Selbstversuch** mit den Bachblüten.

Dabei ist es empfehlenswert, diese Selbstauswahl durch Nachlesen der ausführlichen Blüten-Beschreibungen im Standardwerk abzusichern. Eine andere Möglichkeit wäre, die selbst gewählte erste Bachblüten-Mischung mit jemandem zu besprechen, der mehr Erfahrung mit den Bachblüten hat.

Je genauer die ausgewählte Bachblüten-Mischung für Ihre aktuelle Situation zusammengestellt ist, desto präziser ist die Wirkung. In jedem Fall gewinnen Sie eine wertvolle Erfahrung und kommen einen Schritt weiter.

Unverzichtbar für eine ernsthafte Auseinandersetzung mit der Original Bachblütentherapie ist Bachs kleines Hauptwerk *Heile Dich selbst*. Hier zeigt Bach die Zusammenhänge zwischen der Sinnsuche im Leben, geistigen Missverständnissen, seelischen Negativhaltungen und körperlichen Krankheiten auf. Seine Thesen werden auch von der neuesten Forschung zunehmend bestätigt.

Fachleute mit Interesse an Fallberichten aus verschiedenen Fachrichtungen der Medizin und Psychologie verweise ich auf das Buch *Bachblütentherapie – Das Lehrbuch für die therapeutische Praxis* (Elsevier Verlag, München).
Für alle Fragen zu weiterführender Literatur: siehe Seite 108 ff.

Ich wünsche Ihnen einen guten Einstieg, viele positive Erkenntnisse und bereichernde Erfahrungen mit der Original Bachblütentherapie.

Mechthild Scheffer

Die Original Bachblüten-therapie auf einen Blick

Der Entdecker

Edward Bach 1886 – 1936
M.B., B.S., D.P.H.,
Immunologe und Bakteriologe

»*Krankheit ist weder Grausamkeit noch Strafe, sondern einzig und allein ein Korrektiv, ein Werkzeug, dessen sich unsere Seele bedient, um uns von größeren Fehlern abzuhalten, um uns daran zu hindern, mehr Schaden anzurichten und uns auf den Weg der Wahrheit und des Lichts zurückzubringen, von dem wir nie hätten abkommen sollen.*«

Edward Bach in *Heile Dich selbst*

Die Original Bachblütentherapie gründet sich auf die Entdeckung des englischen Arztes und Philosophen Dr. Edward Bach und wurde durch Mechthild Scheffer in den vergangenen 30 Jahren systematisch weiter ausgebaut.

Medizin der Zukunft

Edward Bach leistete schon zu Beginn des vorigen Jahrhunderts entscheidende Beiträge zum heutigen Gebiet der Psychosomatik. Von Zeitgenossen als »moderner Paracelsus« oder »der Hahnemann unserer Tage« bezeichnet, sah er sein System als Beitrag zur Medizin der Zukunft, die körperlichen Krankheiten auf seelischer Ebene vorbeugt.
Bachs Anliegen war es, die Angst vor der körperlichen Krankheit abzubauen und ein einfaches System der seelischen Gesundheitsvorsorge zu schaffen, das nicht nur von medizinischen Fachkollegen, sondern **von jedermann gefahrlos zur Selbstanwendung** eingesetzt werden kann.

Der Hintergrund – das Konzept

Seelische Negativhaltungen können krank machen

Gesund sein heißt im Gleichgewicht sein. Unsere menschliche Natur strebt immer nach Harmonie bzw. ist ständig um Wiederherstellung von Gleichgewicht bemüht. Die Bachblütentherapie geht davon aus, dass jedem **körperlichen Ungleichgewicht** (Krankheit) eine **seelische Gleichgewichtsstörung** vorausgeht. Deren Ursachen sind – so Bach – geistig-seelische Missverständnisse, die zu disharmonischen Seelenzuständen oder Verhaltensmustern führen, wie z.B. Ungeduld, ängstlich sein, zu kritisch sein oder resignieren. Diese Verhaltensmuster werden zu Stolpersteinen bei der eigenen Entfaltung und blockieren den Kontakt zur inneren Stimme, zur eigenen Seelen-Intuition.

Positive Entwicklungsmöglichkeiten werden freigesetzt

Ziel der Bachblütentherapie ist es, diesen Kontakt wieder zu aktivieren und dadurch das seelische Gleichgewicht wiederherzustellen.

Körperliche Krankheiten werden nicht direkt behandelt

Die Bachblütentherapie behandelt also körperliche Krankheiten nicht direkt. Sie setzt Informationsimpulse auf der Gefühls- und Entscheidungsebene. **Durch Erkenntnis der »geistigen Missverständnisse« und die Einnahme der »reharmonisierenden« Bachblüten-Mischung** wird blockierte psychische Energie freigesetzt, die nun wieder für seelische Entfaltungsprozesse und körperliche Heilungsprozesse zur Verfügung steht.

Damit ist die Original Bachblütentherapie ein einmaliges Instrument zur seelischen Gesundheitsförderung in jedem Lebensalter.

Die Bachblüten-Konzentrate

Bachblüten: Seelenhelfer aus der Natur

Die Bachblüten-Konzentrate sind **38 speziell** (homöopathieähnlich) **aufbereitete Blütenauszüge** von wild wachsenden Pflanzen und Bäumen die in individuell zusammengestellten

»Bachblüten-Mischungen« eingenommen werden. **Sie sind nebenwirkungsfrei und vertragen sich mit jeder Form schulmedizinischer und naturheilkundlicher Therapie. Die Original Bachblüten** werden größtenteils heute noch an den von Edward Bach festgelegten englischen Fundorten in freier Natur gesammelt. Die Original Bachblütentherapie wird heute von unzähligen Menschen in aller Welt für sich selbst und ihre Familien angewendet und in zahlreichen medizinisch oder psychologisch orientierten Praxen und Institutionen eingesetzt.

Die Anwendungsgebiete

a) Seelische Gesundheitsvorsorge
   Wunsch nach Bewusstseinsentwicklung, Charakterstärkung, Harmonisierung disharmonischer seelischer Verhaltensmuster, z.B. Eifersucht, Ängstlichkeit, Resignation.

Man unterscheidet drei Ebenen der Anwendung

b) Akutbehandlung psychischer Stresssituationen und Lebenskrisen
   Z.B. Beziehungskonflikte, Erziehungs- und Schulprobleme, Arbeitsplatzverlust, Midlifecrisis, ggf. ergänzend zu psychotherapeutischen Maßnahmen.

c) Begleitbehandlung akuter und chronischer Krankheiten
   (ergänzend zur spezifischen Behandlung durch den Arzt, Therapeuten oder Heilpraktiker)
   Besonders bewährt bei Beschwerden mit psychovegetativer Symptomatik: z.B. Schlafstörungen, Neurodermitis, Psoriasis sowie bei (kindlichen) Entwicklungsstörungen, zur Geburtsvorsorge und zur seelischen Nachsorgebehandlung von leichten und schwerwiegenden Operationen bei Krebs, Herzinfarkt u.a.

Grenzen der Bachblütentherapie

Die Bachblüten-Konzentrate können also zur Vorbeugung gegen körperliche Krankheiten und zur Unterstützung einer fachgerechten medizinischen oder psychologischen Behandlung dienen, diese aber nicht ersetzen.

Das Bachblüten-System

I. Ängste

Innere Panik, kopflos:	**Rock Rose**
Vor bestimmten definierbaren Situationen, z.B. Hunde, Fahrstühle etc.:	**Mimulus**
Man steht enorm unter Druck; kann nicht loslassen; fürchtet durchzudrehen:	**Cherry Plum**
Man kann nicht sagen, wovor; vage Ängste; man nimmt Stimmungen auf:	**Aspen**
Man erlebt Ängste um andere Personen, da zu sehr verwoben mit ihnen oder noch nicht abgenabelt:	**Red Chestnut**

II. Verunsicherung

Weil man seiner eigenen Meinung nicht vertraut; braucht die Bestätigung anderer:	**Cerato**
Weil man innerlich immer wieder hin- und herschwankt:	**Scleranthus**
Weil man durch erlittene Enttäuschungen skeptisch und pessimistisch geworden ist:	**Gentian**
Weil man keine klare Zielvorstellung für sein Leben hat, dadurch unzufrieden:	**Wild Oat**
Weil man innerlich schon resigniert hat:	**Gorse**
Weil man glaubt, dass die innere Spannkraft fehlt; man glaubt ohne Stimulantien den Alltag nicht zu meistern:	**Hornbeam**

III. Zu wenig Gegenwartsbewusstsein

Da gedanklich anderweitig beschäftigt; träumerisch:	**Clematis**
Da zu sehr an der Vergangenheit orientiert; entweder wird diese überbewertet und idealisiert oder bestimmte Ereignisse sind noch gar nicht bearbeitet worden:	**Honeysuckle**
Da man nichts vom Leben fordert und sich dem Schicksal ergeben hat; oft nur unterschwellig in bestimmten Lebensbereichen:	**Wild Rose**
Da geistig und körperlich vollkommen verausgabt und überfordert:	**Olive**
Da ständig andere Gedanken im Kopf kreisen, die man nicht abstellen kann:	**White Chestnut**
Da zu naiv, wenig aufmerksam gegenüber tieferen Lebenszusammenhängen; stockende Erfahrungsverarbeitung; Lernprobleme:	**Chestnut Bud**
Da in schwermütiger Traurigkeit befangen, die ohne erkennbare Gründe kommt und geht:	**Mustard**

IV. Innerer Rückzug, Einsamkeitsproblematik, Isolation

Weil man glaubt, mit Schwierigkeiten am besten allein fertig zu werden, den anderen Menschen nicht zu brauchen:	**Water Violet**

Da man ein anderes inneres Tempo hat; es geht alles nicht schnell genug:	**Impatiens**
Einsamkeit wird nicht gut vertragen, oft starkes Mitteilungsbedürfnis; wirkt oft egozentrisch:	**Heather**

V. Überempfindlichkeit, Abgrenzungsproblematik

Gegenüber allem, was die Harmonie stören könnte, z.B. sorgenvolle Gedanken, Streit; oft Flucht in die Ablenkung (Alkohol, Zigaretten u.Ä.):	**Agrimony**
Gegen Persönlichkeiten mit stärkerer Willenskraft; man wirkt gutmütig, kann nicht ›nein‹ sagen; oft sensitive Persönlichkeiten:	**Centaury**
Labil in phys. und psych. Umwandlungsphasen, z.B Zahnen, Klimakterium, Umzug, Berufswechsel; das Neue kann noch nicht umgesetzt werden:	**Walnut**
Weil gefühlsmäßig leicht irritierbar; Misstrauen, Eifersucht, Hassgefühle:	**Holly**

VI. Mutlos bis verzweifelt, Defizit- und Grenzgefühle

Weil es an Selbstvertrauen mangelt; Minderwertigkeitsgefühle:	**Larch**
Weil ein falsches Schuldbewusstsein besteht; man sich zu viele Vorwürfe macht oder anhängen lässt:	**Pine**
Weil man wider besseres Wissen zurzeit glaubt, seiner Aufgabe nicht gewachsen zu sein:	**Elm**

Weil man keinen Ausweg mehr sieht und glaubt, dass die Grenze der Belastbarkeit erreicht sei:	**Sweet Chestnut**
Weil man durch einen unangenehmen Vorfall noch wie betäubt ist oder ein schockierendes Ereignis noch nicht verarbeiten konnte; der »Seelentröster«:	**Star of Bethlehem**
Weil man verbittert ist, grollt und sich vom Schicksal ungerecht behandelt fühlt:	**Willow**
Weil man ausdauernd mit allen Schwierigkeiten kämpft und trotzdem immer neue Schwierigkeiten auftauchen:	**Oak**
Weil man glaubt, etwas Unreines an oder in sich zu haben; weil das innere Ordnungsprinzip gestört ist und man dieses schnellstens wieder herstellen möchte:	**Crab Apple**

VII. Übertrieben – man will zu viel

Manipulative Haltung; man glaubt, Einfluss nehmen zu müssen und ist enttäuscht, wenn es nicht anerkannt wird:	**Chicory**
Im Übereifer, sich für eine Idee einzusetzen, treibt man Raubbau mit seinen Kräften; kann nicht aufhören; Missionsdrang:	**Vervain**
Man will seinen Willen um jeden Preis durchsetzen, nimmt auf andere wenig Rücksicht:	**Vine**
Man erkennt schnell die Schwachstellen einer Situation, kann das aber nicht hinnehmen, sondern reagiert sofort mit Kritik:	**Beech**
Man stellt hohe theoretische Anforderungen an sich und ist hart gegen sich selbst:	**Rock Water**

1. Agrimony
Die Ehrlichkeitsblüte

Von der Scheinharmonie ...

▼ Seelische Negativhaltung:
Man versucht, quälende Gedanken und innere Unruhe hinter einer Fassade von Fröhlichkeit und Sorglosigkeit zu verbergen.

Da man gern in Frieden und Harmonie lebt, gerät man durch Missstimmung und Streit in seelische Bedrängnis. Um sorgenvolle und quälende Gedanken zu unterdrücken, greift man zu Alkohol, Tabletten, nützt jede Möglichkeit zur Ablenkung.

... zum inneren Frieden

▲ Positive Entwicklungsmöglichkeiten:
Mehr Konfrontationsfähigkeit. Man lernt die Misshelligkeiten des Lebens zu integrieren oder gibt ihnen den richtigen Stellenwert.

Kleiner Odermennig – Wächst 30 bis 60 Zentimeter hoch, vorwiegend auf Feldern, Böschungen und Brachland. Blüht zwischen Juni und August mit kleinen gelben Blüten an langen, konisch zulaufenden Blütenähren. Jede Einzelblüte blüht nur drei Tage.

Bewährt *bei sehr höflichen Menschen, die niemandem wehtun wollen.*

2. Aspen
Die Ahnungsblüte

Von dunkler Vorahnung ...

▼ Seelische Negativhaltung:
Man wird von unerklärlichen, vagen Ängsten geplagt, von Vorahnungen oder der geheimen Furcht vor irgendeinem drohenden Unheil.

Man hört das Gras wachsen und hat grundlose Angstzustände beim Alleinsein oder auch unter Menschen.

... zu bewusster Sensibilität

▲ Positive Entwicklungsmöglichkeiten:
Die Fähigkeit, die eigene Sensitivität realistischer einzustufen und besser damit umzugehen.

Espe oder Zitterpappel – Der schlanke, bis zu 24 Meter hohe Baum ist in Nord- und Osteuropa verbreitet und wächst überall in England. Die männlichen, hängenden und die kleineren runden, weiblichen Kätzchen erscheinen im März oder April vor dem Laubausbruch.

Bewährt *bei Kindern, die Angst haben, allein im Dunkeln einzuschlafen.*

3. Beech
Die Toleranzblüte

Vom Besserwissen ...

▼ Seelische Negativhaltung:
Man reagiert überkritisch und intolerant, kann wenig Mitgefühl und Einfühlungsvermögen aufbringen.

Man reagiert deshalb kleinlich, pedantisch, unnachgiebig. Das Maß der Kritikbereitschaft steht meist in keinem Verhältnis zum Anlass. Man isoliert sich durch seine überkritische Haltung von seinen Mitmenschen.

... zum besseren Verstehen

▲ Positive Entwicklung:
Tolerante Grundhaltung, geistiger Scharfblick, Verständnis für die unterschiedlichen menschlichen Verhaltensweisen.

Rotbuche – Der bis zu 30 Meter hohe, stolze Baum wurde früher in England »Mutter des Waldes« genannt. Männliche und weibliche Blüten wachsen auf dem gleichen Baum. Sie blühen im April oder Mai, gleichzeitig mit dem Laubausbruch.

Bewährt bei Kindern, die viel nörgeln und denen man nichts recht machen kann.

4. Centaury
Die Blüte des Dienens

Vom willenlosen Dienen ...

▼ Seelische Negativhaltung:
Die Schwäche des eigenen Willens führt dazu, dass man nie »nein« sagen kann und dadurch immer wieder ausgenutzt wird.

In dem Bestreben, den Wünschen anderer bis zur Selbstaufgabe nachzugeben, läuft man Gefahr, den eigenen Lebensauftrag zu versäumen.

... zum bewussten Helfen

▲ Positive Entwicklungsmöglichkeiten:
Man lernt es, auch einmal »nein« zu sagen und seine eigenen Bedürfnisse besser zum Ausdruck zu bringen.

Echtes Tausendgüldenkraut – Wächst sehr aufrecht auf trockenen Feldern, an Wegrändern und öden Plätzen und wird zwischen fünf und 35 Zentimeter hoch. Die kleinen rosafarbenen Blüten sitzen auf der Spitze der Pflanze. Sie blühen zwischen Juni und August und öffnen sich nur bei gutem Wetter.

Bewährt *bei Menschen, die niemandem etwas abschlagen können.*

5. **Cerato**
Die Intuitionsblüte

Von Urteilsschwäche ...

▼ Seelische Negativhaltung:
Man hat zu wenig Vertrauen in die eigene Meinung und in seine eigene Intuition.

Ständig befragt man andere um Rat, weil man der eigenen Urteilsfähigkeit misstraut. Nicht selten lässt man sich dadurch gegen die eigene Überzeugung und zum eigenen Nachteil fehlleiten.

... zu innerer Gewissheit

▲ Positive Entwicklungsmöglichkeiten:
Die eigene Intuition erkennen und darauf vertrauen. Sich von seiner inneren Stimme leiten lassen und zu seinen Entscheidungen stehen.

Chinesisches Hornkraut – Diese aus dem Himalaja stammende, etwa 60 Zentimeter hohe Blume wird in englischen Bauerngärten kultiviert. Die etwa einen Zentimeter langen, tubenförmigen blassblauen Blüten werden im August und September gesammelt.

Bewährt *bei Schülern, die richtige Antworten wieder streichen und durch falsche ersetzen.*

6. **Cherry Plum**
Die Gelassenheitsblüte

Vom Gefühlsdruck ...

▼ Seelische Negativhaltung:
Es fällt schwer, innerlich »loszulassen«, man
hat Angst vor seelischen Kurzschlusshand-
lungen.

Innere Verspannung und Verkrampfung, aber
auch unkontrollierte Wutausbrüche. Oft
glaubt man, unmittelbar vor einem Nervenzu-
sammenbruch zu stehen.

... zur Gelassenheit

▲ Positive Entwicklungsmöglichkeiten:
Mut, Kraft, Spontaneität, innere Entkramp-
fung – mehr Gelassenheit in angespannten
Situationen.

Kirschpflaume – Die jungen, dorrenlosen
Zweige dieses drei bis vier Meter hohen
Baumes oder Busches werden in England häufig in Obstplantagen als Wind-
schutz verwendet. Die reinweißen Blüten sind etwas größer als die der
Schlehe und des Weißdorns und öffnen
sich zwischen Februar und April vor
dem Laubausbruch.

Bewährt bei Menschen, die vor Wut auch
schon einmal Geschirr zertrümmern.

7. Chestnut Bud
Die Lernblüte

Vom Leichtsinn ...

▼ Seelische Negativhaltung:
Man gerät immer wieder in die gleichen Schwierigkeiten, weil man seine Erfahrungen nicht wirklich verarbeitet und nicht genug daraus lernt.

Sei es aus Interesselosigkeit, Gleichgültigkeit oder innerer Hast – die gleichen Fehler werden immer wieder gemacht. Oft ist man mit seinen Gedanken schon zwei Schritte voraus.

... zur Erfahrung

▲ Positive Entwicklungsmöglichkeiten:
Man lernt es, die täglichen Erfahrungen bewusster zu verarbeiten und konstruktiver umzusetzen.

Knospe der Rosskastanie – Der gleiche Baum wird auch für die White-Chestnut-Essenz verwendet, dort allerdings die Blüten; hier nur die glänzenden Knospen, die unter einer klebrigen Schicht von 14 Häuten Blüte und Blätter zugleich verbergen.

Bewährt *bei Kindern, die immer wieder ihre schulsachen liegen lassen.*

8. Chicory
Die Mütterlichkeitsblüte

Vom kalkulierten Geben...

▼ Seelische Negativhaltung:
Besitzergreifende Persönlichkeitshaltung, mit der man sich bewusst oder unbewusst überall einmischt und glaubt, die Dinge nach eigenen Vorstellungen organisieren oder lenken zu müssen.

Man neigt dazu, seine Hilfe förmlich aufzudrängen, erwartet dafür aber auch Dankbarkeit. Bleibt diese versagt, flüchtet man sich leicht in Selbstmitleid.

... zur gelassenen Liebe

▲ Positive Entwicklungsmöglichkeiten:
Spontanere Gefühlszuwendung zu anderen, ohne ihnen dabei die eigenen Forderungen aufzudrängen.

Wegwarte – Die bis zu 90 Zentimeter hohe, weit verzweigte Pflanze wächst auf kieshaltigen Geröll- und Schotterböden, brachliegenden Feldern und an offenen Wegen. Von den leuchtend blauen, sternförmigen Blüten öffnen sich immer nur einige gleichzeitig. Sie sind sehr empfindlich und verwelken sofort nach dem Abpflücken.

Bewährt *bei Frauen mit Mutterproblemen.*

9. Clematis
Die Realitätsblüte

Von der Realitätsflucht ...

▼ Seelische Negativhaltung:
Man ist mit den Gedanken meist ganz woanders und zeigt wenig Aufmerksamkeit und Anteilnahme für das, was um einen herum vorgeht.

Der Typ des Tagträumers, der sich in der Realität oft nicht zu Hause fühlt. Man wirkt zerstreut, unaufmerksam und geistig weggetreten, vitalitäts- und antriebsarm.

... zur Realitätsgestaltung

▲ Positive Entwicklungsmöglichkeiten:
Man wird realitäts- und gegenwartsbewusster. Man kann seine kreativen Anlagen praktisch umsetzen.

Weiße Waldrebe – Die holzige Kletterpflanze wächst auf kalkhaltigen Böden, in Böschungen, Hecken und Wäldern. Blütezeit von Juli bis September. Die wohlriechenden Blüten haben vier grünlich weiße, rahmfarbige Kelchblätter. Im Herbst werden die Griffel silbrig-fadenförmig, wie das Haar eines Greises.

Bewährt *bei Menschen, denen es schwer fällt, Ordnung zu halten.*

10. Crab Apple
Die Reinigungsblüte

Vom Ordnungsdrang ...

▼ Seelische Negativhaltung:
Man fühlt sich innerlich oder äußerlich beschmutzt, unrein oder infiziert.

Man hat ein überstarkes Reinheits- und Ordnungsideal, nicht nur auf der körperlichen, sondern auch auf der seelisch-geistigen Ebene. Deshalb reagiert man empfindlich gegen jede Form vermeintlicher »Unordnung« in allen Lebensbereichen.

... zur inneren Ordnung

▲ Positive Entwicklungsmöglichkeiten:
Man entwickelt eine positivere Grundeinstellung zur eigenen Körperlichkeit und mehr Sinn für übergeordnete Zusammenhänge.

Holzapfel – Wahrscheinlich ein verwilderter ehemaliger Kulturapfelbaum mit breiter Krone und spornartiger Endzweigen, der maximal zehn Meter hoch wird. Er wächst in Hecken, Dickichten und Waldlichtungen. Die herzförmigen Blütenblätter sind außen kräftig rosa, innen weiß mit einer leicht rosa Tönung. Blütezeit: Mai.

Bewährt bei Menschen, denen es schwer fällt, Wichtiges von Unwichtigem zu trennen.

11. **Elm**
Die Verantwortungsblüte

Englische Ulme – Blüht je nach
Wetter zwischen Februar und April in
Wäldern und Hecken. Die kleinen, sehr
zahlreichen, traubenförmigen Blüten
öffnen sich vor dem Laubausbruch.
Durch die sogenannte Ulmenkrankheit
heute selten geworden.

Von der Selbstwertkrise

▼ Seelische Negativhaltung:
Man hat auf einmal das Gefühl, seiner Aufgabe oder Verantwortung nicht mehr gewachsen zu sein.

Von diesem Gefühl, das in der Regel vorüber-
gehender Natur ist, werden vor allem
Menschen betroffen, die über einen starken
Charakter und einen ausgeprägten Leistungs-
willen verfügen. Man zweifelt – wider besseres Wissen – an seinen Fähigkeiten.

... zur inneren Zuversicht

▲ Positive Entwicklungsmöglichkeiten:
Man lernt Verantwortlichkeiten und eigene
Bedürfnisse realistischer wahrzunehmen und
sieht die Probleme wieder in ihren richtigen
Proportionen.

Bewährt *bei berufstätigen Müttern.*

12. Gentian
Die Glaubensblüte

Vom Zweifel ...

▼ Seelische Negativhaltung:
Skeptisch, zweifelnd, leicht entmutigt – ausgeprägt pessimistische Grundhaltung, die so weit gehen kann, dass man diesen Zustand fast zu genießen scheint.

Alles und jedes wird in Frage gestellt. Mangel an Glauben und Vertrauen.

... zum Vertrauen

▲ Positive Entwicklungsmöglichkeiten:
Eine positivere Erwartungshaltung und die Fähigkeit, mit Konflikten zu leben.

Bitterer Fransenenzian – Die 15 bis 20 Zentimeter hohe Blume wächst auf trockenen, karstigen Weiden, Klippen und Dünen. Die zahlreichen Blüten in Tönen zwischen Blau und Purpur werden zwischen August und Oktober gesammelt.

Bewährt *bei skeptikern, die nicht enttäuscht werden wollen.*

13. Gorse
Die Hoffnungsblüte

Vom Aufgeben ...

▼ Seelische Negativhaltung:
Man ist ohne Hoffnung, hat resigniert, lebt bewusst oder unbewusst in dem Gefühl, es habe doch keinen Zweck mehr.

Man hat es aufgegeben, noch auf Veränderung zu hoffen, besonders bei schon lang anhaltenden chronischen Zuständen oder Krankheiten.

... zum Angehen

▲ Positive Entwicklungsmöglichkeiten:
Man schöpft wieder neue Hoffnung. Man gewinnt eine neue Perspektive zu seiner schwierigen oder scheinbar unabänderlichen Lebenssituation.

Stechginster – Wächst auf steinigen Böden, trockenem Weideland und Heide. Der Stechginster, der das erste strahlende Gelb nach langen Wintertagen bringt, blüht zwischen Februar und Juni.

Bewährt *bei Menschen, die als Kind lange krank gewesen sind.*

14. **Heather**
Die Identitätsblüte

Vom bedürftigen Kleinkind ...

▼ Seelische Negativhaltung:
Durch eine starke seelische Bedürftigkeit ist man sehr selbstbezogen und völlig mit sich selbst beschäftigt.

Häufig will man im Mittelpunkt des Interesses stehen, man sucht fast zwanghaft Publikum und lässt bei Gesprächen den anderen kaum zu Wort kommen. Unbewusst will man Zuwendung herbeizwingen.

... zum verständnisvollen Erwachsenen

▲ Positive Entwicklungsmöglichkeiten:
Man kann sich von seiner eigenen Problematik lösen und mehr Verständnis und Einfühlungsvermögen für die Umwelt gewinnen.

Heidekraut – Nicht zu verwechseln mit der rot blühenden Erika. Sie blüht zwischen Juli und September mit blaurosa, manchmal weißen Blüten auf Heiden, Hochmooren und kahlen offenen Ebenen.

Bewährt *für Menschen, die sich ununterbrochen mit sich selbst beschäftigen.*

15. Holly
Die Herzöffnungsblüte

Vom verschlossenen Herzen ...

▼ Seelische Negativhaltung:
Gefühlsmäßig irritiert. Man wird von Eifersucht, Misstrauen, Hass- und Neidgefühlen geplagt.

Man fühlt sich leicht – und dabei oft grundlos – gekränkt, verletzt oder beleidigt. Man wittert hinter vielem etwas Negatives und fürchtet ständig, hintergangen zu werden. Es besteht die Bereitschaft, andere leicht und oft auch vorschnell zu verdächtigen und auch Gefühle von Schadenfreude zu entwickeln. wBei Kindern: Jähzorn.

... zur Großherzigkeit

▲ Positive Entwicklungsmöglichkeiten:
Man kann seine Gefühle zurücknehmen und entwickelt Großherzigkeit.

Stechpalme – Der Baum oder Strauch mit den glänzenden, immergrünen Blättern und leuchtend roten Beeren gedeiht in Wäldern und an Heckenrainen. Die männlichen und weiblichen Blüten sind weiß, duften leicht und wachsen gewöhnlich auf verschiedenen Pflanzen.

Bewährt *bei Partnerschaftsproblemen.*

16. Honeysuckle
Die Vergangenheitsblüte

Vom Damals ...

▼ Seelische Negativhaltung:
Man weigert sich bewusst oder unbewusst, bestimmte Ereignisse seiner Vergangenheit zu »verarbeiten«.

Wehmutsgefühle oder Sehnsucht nach Vergangenem. Man hat Mühe mit der Gegenwart. Oft fällt es schwer, sich innerlich von vergangenen Ereignissen oder Beziehungen zu lösen.

... zum Jetzt

▲ Positive Entwicklungsmöglichkeiten:
Man bewahrt sich ein lebendiges Verhältnis zur Vergangenheit, lebt aber ganz in der Gegenwart.

Geißblatt – Die kräftige, wohlriechende Kletterpflanze wächst in Wäldern, an Waldrändern und auf Heideböden. Die Blütenblätter, die ursprünglich außen rot und innen weiß sind, färben sich bei der Bestäubung gelb. Die Pflanze ist seltener als der gelbe Jelängerjelieber und blüht zwischen Juli und August.

Bewährt *bei Heimweh und wenn es einem schwer fällt, sich von Dingen zu trennen, die man nicht mehr braucht.*

17. **Hornbeam**
Die Spannkraftblüte

Von seelischer Schlaffheit ...

▼ Seelische Negativhaltung: »Montagmorgen-Gefühl«. Man fühlt sich in einem Zustand mentaler Erschöpfung. Ernsthaft zweifelt man morgens daran, ob man überhaupt noch die Kraft aufbringt, die täglichen Pflichten zu bewältigen, aber irgendwie schafft man es dann doch immer.

... zu geistiger Frische

▲ Positive Entwicklungsmöglichkeiten: Man findet zu seinem natürlichen Lebensrhythmus (Spannung – Entspannung), gewinnt seelische Spannkraft und geistige Frische.

Weißbuche oder Hainbuche – Dieser der Rotbuche ähnliche, aber kleinere und grünere Baum wächst einzeln oder gruppenweise in Hoch- und Niederwäldern. Die hängenden, männlichen und aufrecht wachsenden, weiblichen Blüten öffnen sich im April oder Mai.

Bewährt bei Menschen, die glauben, ohne Kaffe/Tee/Zigaretten morgens nicht in Gang zu kommen.

18. **Impatiens**
Die Zeitblüte

Von der Ungeduld ...

▼ Seelische Negativhaltung:
Man ist ungeduldig, leicht gereizt und vermag überschießende Reaktionen nicht zu unterdrücken.

Die starke innere Motorik bringt einen von selbst dazu, in allem, was man tut, ein hohes Tempo anzuschlagen. Man gehört zu den Menschen, denen nichts schnell genug geht. Nervöses Wippen, Fingertrommeln, Heißhunger-Anfälle.

... zur Geduld

▲ Positive Entwicklungsmöglichkeiten:
Geduld und Verständnis für andere Menschentypen. Kooperativer Einsatz der eigenen überdurchschnittlichen Fähigkeiten zum Nutzen des Ganzen.

Drüsiges Springkraut – Die saftige, bis 180 Zentimeter hohe Pflanze wächst an Flüssen, Kanalbänken und auf anderen tief liegenden, feuchten Böden. Sie blüht zwischen Juni und September in einem blassen oder rötlichen Mauve-Ton.

Bewährt *bei Menschen, die immer >>unter Zeitdruck<< stehen.*

19. Larch
Die Selbstvertrauensblüte

Von der Selbstbegrenzung ...

▼ Seelische Negativhaltung:
Man hat Minderwertigkeitsgefühle. Es fehlt
das Selbstvertrauen.

... zur Selbstentfaltung

▲ Positive Entwicklungsmöglichkeiten:
Selbstvertrauen, das in einem gesunden
Selbstwertgefühl sein sicheres Fundament
hat.

Lärche – Der bis zu 30 Meter hoch
aufragende, lichte Baum wächst am
liebsten auf Hügeln und an Waldrändern. Die männlichen und weiblichen Blüten wachsen auf dem gleichen
Gehölz. Sie öffnen sich gleichzeitig,
wenn die Nadeln als winzige hellgrüne
Tuffs sichtbar werden.

Bewährt *bei Kindern, die immer sagen:
>>Das kann ich nicht.<<*

20. **Mimulus**
Die Tapferkeitsblüte

Von der Angst vor der Welt ...

▼ Seelische Negativhaltung:
Man ist scheu und schüchtern und hat viele
kleine Ängstlichkeiten.

Man lebt in einer Welt voller Ängste und
schiebt darum vieles vor sich her. Man hat
z.B. Angst davor, allein zu sein, aber man
fürchtet auch Gesellschaft und Geselligkeit,
in der man sich eingeschüchtert und nervös
fühlt. Man ängstigt sich vor konkreten Situationen, vor Neuem; man reagiert zaghaft und
vorsichtig und stellt sich vieles schwieriger
vor als es ist.

... zum Vertrauen in die Welt

▲ Positive Entwicklungsmöglichkeiten:
Man lernt, mit der eigenen Sensibilität besser
umzugehen, und findet zu persönlicher
Tapferkeit, mit der man über seine Ängste
hinauswächst.

Gefleckte Gauklerblume – Die etwa
30 Zentimeter hohe, in England ein-
gebürgerte Pflanze mit ihren großen
gelben Einzelblüten gedeiht an Wasser-
läufen, Bächen und auf feuchten
Plätzen.

Bewährt *bei Menschen, die immer vor irgendetwas
ein bisschen Angst haben.*

21. Mustard
Die Lichtblüte

Vom Seelenschmerz ...

▼ Seelische Negativhaltung:
Man erlebt und durchleidet plötzlich auftretende Perioden von Traurigkeit und Schwermut. Man findet keine Ursache und keine Begründung für diese bedrückenden melancholischen Gemütsphasen, die ohne erkennbaren Grund kommen und auch wieder gehen.

... zur Seelengröße

▲ Positive Entwicklungsmöglichkeiten:
Man geht mit heiterer Gelassenheit und gefestigter innerer Stabilität durch helle und dunkle Tage.

Ackersenf – Die 30 bis 60 Zentimeter hohe, aufrechte Pflanze wächst in Feldern und an Wegrändern. Ihre leuchtend gelben Blüten sind zunächst doldenförmig und entwickeln sich schnell zu länglichen Samenschoten. Blütezeit Mai bis Juli.

Bewährt wenn man grundlos >>in ein Loch<< gefallen ist.

22. **Oak**
Die Ausdauerblüte

Vom Müssen ...

▼ Seelische Negativhaltung:
Man fühlt sich als erschöpfter Kämpfer, der aber trotz aller Widerstände tapfer weitermacht und nie aufgibt.

Pflichttreue und Zuverlässigkeit werden als selbstverständlich empfunden und so klagt man nie, auch wenn man völlig ausgelaugt und am Rande seiner Kräfte ist. Andere bewundern das große Durchhaltevermögen.

... **zum Wollen**

▲ Positive Entwicklungsmöglichkeiten:
Man lernt bei aller Pflichttreue und Einsatzbereitschaft die eigene Leistungsgrenze erkennen.

Stieleiche – Die Eiche, einer der heiligen Bäume unserer Vorfahren, wächst in Wäldern, Hainen und auf Wiesen. Sie blüht Ende April oder Anfang Mai. Die männlichen und weiblichen Blüten sind auf dem gleichen Baum.

Bewährt *für Workaholics.*

23. Olive
Die Regenerationsblüte

Von der Erschöpfung ...

▼ Seelische Negativhaltung:
Man fühlt sich körperlich und seelisch total ausgebrannt und völlig erschöpft. Alles ist zu viel.

Man hat nur noch einen Wunsch: völlig abschalten und selbst von den kleinsten Aufgaben und Pflichten verschont zu bleiben. Oft nach Phasen schwerer geistiger, körperlicher oder auch seelischer Überforderung.

... zur Kraftquelle

▲ Positive Entwicklungsmöglichkeiten:
Sorgfältigeres Umgehen mit der eigenen Lebensenergie. Stärkung, Erholung.

Ölbaum – Der mediterrane immergrüne Olivenbaum blüht je nach Land in verschiedenen Frühlingsmonaten. Jeder Blütenstand trägt 20 bis 30 unauffällige weiße Blüten.

Bewährt *wenn Kinder mehr schlaf als gewöhnlich brauchen.*

24. **Pine**
Die Selbstakzeptanzblüte

Von der Selbstentwertung ...

▼ Seelische Negativhaltung:
Man macht sich Selbstvorwürfe und hat
Schuldgefühle.

Es ist ein bedrückendes Lebensgefühl, das auf
einem lastet: Ständig fühlt man sich bemü-
ßigt, sich selbst Fehler anzulasten oder sich
dafür vor anderen rechtfertigen oder entschul-
digen zu müssen.

... zum Selbstrespekt

▲ Positive Entwicklungsmöglichkeiten:
Man entwickelt ein realistisches Gefühl für Ei-
gen- und Fremd-Verantwortlichkeiten. Man
lernt, gemachte Fehler einzugestehen, ohne
sich dafür zu verdammen oder zu entwerten.

Gemeine Kiefer – Der bis zu 30 Meter
hohe, schlanke Baum mit unten braun-
roter und weiter oben orangebrauner
Rinde wächst in Wäldern und auf san-
digen Heideböden. Die männlichen
Blüten sind reichlich mit gelben Pollen
bedeckt.

Bewährt *für Menschen, denen es schwer
fällt, Geschenke anzunehmen.*

25. **Red Chestnut**
Die Abnabelungsblüte

Von der Symbiose ...

▼ Seelische Negativhaltung:
Man macht sich mehr Sorgen um das Wohlergehen anderer Menschen als um das eigene. Zu starke innere Verbundenheit (bewusst oder unbewusst) mit einer nahe stehenden Person auf seelischer oder physischer Ebene.

Diese symbiotische Verbundenheit kann für beide Teile zur Last werden.

... zur Eigenständigkeit

▲ Positive Entwicklungsmöglichkeiten: Wahrung und Abgrenzung der eigenen Persönlichkeit.

Rote Kastanie – Zierlicher und weniger robust als die weiße Rosskastanie, findet man diesen Baum häufig in Alleen. Er blüht im späten Mai oder Anfang Juni mit kräftig rosaroten Blüten auf großen pyramidenförmigen Blütenständen.

Bewährt *wenn man zu sehr mitfühlt und mitleidet.*

26. **Rock Rose**
Die Eskalationsblüte

Von der Panik ...

▼ Seelische Negativhaltung:
Man gerät leicht in innere Panik und wird von Angstgefühlen vorübergehend überrannt.

Rock Rose ist ein wichtiger Bestandteil der Notfalltropfen.

... zum Heldenmut

▲ Positive Entwicklungsmöglichkeiten:
Mehr Gelassenheit in Krisensituationen. Besseres Umgehen mit der eigenen nervlichen Veranlagung.

Gelbes Sonnenröschen – Rank: als buschige, vielzweigige Pflanze auf Kalkstein, kiesigem Boden und grasbedecktem Kreidekalk-Hügelland. Die strahlend gelben Blumen blühen zwischen Juni und September, meist nur ein bis zwei Blüten zur gleichen Zeit.

Bewährt *bei Kindern, die leicht Herzklopfen und feuchte Hände bekommen.*

27. **Rock Water**
Die Flexibilitätsblüte

Vom Perfektions-Dogma ...

▼ Seelische Negativhaltung:
Man ist sehr streng gegen sich selbst, hat fixierte Ansichten und unterdrückt dabei seine vitalen Bedürfnisse, z.B. Hunger, Schlaf, Ruhe, Bewegungsdrang.

Man tut alles, um den selbst gesetzten hohen und dabei oft überperfekten Maßstäben in eiserner Selbstdisziplin zu genügen. Dabei geht Lebensfreude verloren.

... zu gesunder Disziplin

▲ Positive Entwicklungsmöglichkeiten:
Man löst sich von seinen starken inneren Fixierungen und gesteht sich die eigenen vitalen (natürlichen) Bedürfnisse zu.

Wasser aus heilkräftigen Quellen – Keine Pflanze, sondern präpariertes Wasser aus nicht kultivierten Quellen in unberührter Natur, denen die Bewohner der Umgebung seit Menschengedenken eine heilkräftige Wirkung nachsagen. Man findet solche Quellen, die zwischen Bäumen und Gräsern nur dem freien Spiel von Sonne und Wind ausgesetzt sind, heute noch in vielen Teilen Englands.

Bewährt *für >>Fitness-Extremisten<<.*

28. **Scleranthus**
Die Balanceblüte

Von der inneren Zerrissenheit ...

▼ Seelische Negativhaltung:
Die innere Balance fehlt. Man ist innerlich unausgeglichen, unschlüssig und sprunghaft – Stimmung und Meinung wechseln von einem Moment zum anderen.

Man ist zwischen zwei Möglichkeiten hin- und hergerissen und vermag sich nicht zu entscheiden, weil man beiden Seiten etwas abgewinnen kann.

... zum inneren Gleichgewicht

▲ Positive Entwicklungsmöglichkeiten:
Innere Ausgeglichenheit und sichere Entscheidungskraft.

Einjähriger Knäuel – Die 5–10 Zentimeter hohe, buschige oder kriechende Pflanze mit ihrem vielfältig verflochtenen Stängel wächst in Weizenfeldern, auf Sand- und Kiesböden. Sie blüht von Juli bis September mit kleinen blassgrünen oder dunkelgrünen Blütenbüscheln.

Bewährt *für Menschen, die empfindlich auf Wetterwechsel reagieren.*

29. **Star of Bethlehem**
Die Trostblüte

Vom Schock ...

▼ Seelische Negativhaltung:
Man hat eine seelische oder körperliche Erschütterung noch nicht verkraftet und innerlich verarbeitet.

Man leidet unter den Nachwirkungen eines schockierenden Erlebnisses, selbst wenn dieses schon lange zurückliegen mag. So lebt man zwar ohne Angst, aber dennoch eingeschlossen und bedrückt von seinem stillen Kummer.

... zur Reorientierung

▲ Positive Entwicklungsmöglichkeiten: Leichtere Erlebnisverarbeitung. Seelische Kraft.

Doldiger Milchstern – Die der Zwiebel und dem Knoblauch verwandte, 15 bis 30 Zentimeter hohe Blume mit den schlanken, in der Mitte von einem weißen Streifen geteilten Blättern findet man in Wäldern und auf Feldern. Die außen grün gestreiften und innen reinweißen Blüten öffnen sich im April und Mai nur bei Sonnenschein.

Bewährt *wenn man eine Operation mit starker Narkose hinter sich hat.*

30. Sweet Chestnut
Die Erlösungsblüte

Durch die Nacht ...

▼ Seelische Negativhaltung:
Der Zustand innerer Ausweglosigkeit. Man glaubt, dass die Grenze dessen, was man ertragen kann, nun erreicht ist.

Man fühlt sich innerlich völlig verloren, total isoliert – oft in extremen Krisen, in denen man nicht mehr weiß, was man noch tun soll.

... zum Licht

▲ Positive Entwicklungsmöglichkeiten:
Nach der Erfahrung der Verlorenheit findet man wieder zu sich und entwickelt eine innere Bereitschaft zur seelischen Wandlung.

Esskastanie oder Edelkastanie – Wächst in offenen Wäldern, auf lockeren, mäßig feuchten Böden bis zu 20 Meter hoch. Die kätzchenartigen, stark duftenden Blüten erscheinen erst nach dem Laubausbruch zwischen Juni und August, also später als bei den meisten anderen Bäumen.

Bewährt *im Höhepunkt einer Krisensituation.*

31. **Vervain**
Die Begeisterungsblüte

Vom Weltverbesserer ...

▼ Seelische Negativhaltung:
Im Übereifer, sich für eine gute Sache einzusetzen, treibt man Raubbau mit seinen Kräften.

Am liebsten möchte man alles hundertfünfzigprozentig machen und so geht man mit größter Intensität und Konzentration an eine Sache heran und überschüttet andere geradezu mit seiner Energie. Man übertreibt leicht, steht deshalb unter starker Spannung; wirkt auf andere bisweilen fanatisch.

... zum Impulsgeber

▲ Positive Entwicklungsmöglichkeiten:
Man lernt, seine positive Energie gezielter und ökonomischer für eine lohnende Aufgabe einzusetzen.

Eisenkraut – Die bis zu 60 Zentimeter hohe, robuste aufrechte Pflanze wächst an Wegrändern, auf kahlen, trockenen Böden und sonnigen Weiden. Die kleinen lila- oder mauvefarbenen Blüten öffnen sich zwischen Juli und September.

Bewährt *wenn man nicht aufhören kann zu essen.*

32. **Vine**
Die Autoritätsblüte

Führen ...

▼ Seelische Negativhaltung:
Man will unbedingt seinen Willen durchsetzen, hat Probleme mit Macht und Autorität.

Als starke Persönlichkeit ist man ehrgeizig und selbstsicher. Man verlangt innerlich, dass sich andere den eigenen Zielen unterordnen.

... und sich führen lassen

▲ Positive Entwicklungsmöglichkeiten: innere Großmut auf der Basis natürlicher Autorität. Unterscheidung zwischen gesundem und ungesundem Ehrgeiz.

Weinrebe – Die 15 Meter und weiter rankende Pflanze gedeiht in wärmeren Ländern. Ihre kleinen grünen, duftenden Blüten wachsen in dichten Trauben. Ihre Blütezeit variiert je nach Klima.

Bewährt bei Machtproblemen und bei Menschen, die immer das letzte Wort haben müssen.

33. **Walnut**
Die Verwirklichungsblüte

Von Beeinflussbarkeit ...

▼ Seelische Negativhaltung:
In einer Phase des inneren Neubeginns oder einer einschneidenden Veränderung der Lebensumstände (beispielsweise Berufswechsel, Umzug, Scheidung, Pensionierung) lässt man sich verunsichern und wird wankelmütig.

Normalerweise weiß man genau, was man will, aber das anstehende und noch weitgehend unbekannte Neue hat die eigene Sensibilität und Labilität deutlich erhöht. Auch in körperlichen Neubeginnphasen: Menopause; Zahndurchbruch usw.

... zu innerer Festigkeit

▲ Positive Entwicklungsmöglichkeiten:
Man lernt, seiner inneren Stimme zu folgen und sich selbst treu zu bleiben.

Walnuss – Der bis zu 30 Meter hohe Baum gedeiht geschützt an Hecken und in Obstgärten. Die zahlreichen männlichen und selteneren weiblichen Blüten grünlicher Farbe wachsen auf dem gleichen Baum. Sie blühen im April oder Mai, kurz vor oder gleichzeitig mit dem Laubausbruch.

Bewährt wenn Kinder neue Zähne bekommen.

34. **Water Violet**
Die Kommunikationsblüte

Von der Isolation ...

▼ Seelische Negativhaltung:
Man zieht sich innerlich zurück; isoliertes
Überlegenheitsgefühl.

Man steht gewissermaßen »außen vor« und
wird – ungerechtfertigterweise – leicht als
eingebildet angesehen. Persönliche Probleme
macht man am liebsten mit sich selbst ab
und zieht sich gern zurück.

... zum Miteinander

▲ Positive Entwicklungsmöglichkeiten:
Man entwickelt ein offeneres und aufge-
schlosseneres Verhältnis zu seinen Mitmenschen.

Wasserfeder – Sie gehört zur Primel-
familie und blüht im Mai und Juni in
langsam fließenden oder stehen den
Gewässern, Weihern oder Gräben. Die
blaßlila Blüten mit dem gelben Zentrum
sind spiralförmig um den blattlosen
Stengel geordnet. Die federartigen Blätter bleiben unter der Wasseroberfläche.

Bewährt *wenn man Probleme mit smalltalk hat.*

35. White Chestnut
Die Gedankenblüte

Vom Mentalkarussell ...

▼ Seelische Negativhaltung:
Bestimmte Gedanken kreisen unaufhörlich im Kopf, man kann sie einfach nicht abstellen. Dazu führt man innere Selbstgespräche und Dialoge.

Es kann ein bestimmtes Ereignis sein, das einen nicht wieder loslässt, eine Auseinandersetzung beispielsweise, bei der man immer wieder nachdenkt: »was man hätte sagen sollen«.

... zur inneren Ruhe

▲ Positive Entwicklungsmöglichkeiten:
Geistige Ruhe und gedankliche Klarheit.

Rosskastanie oder Weiße Kastanie – Blüht Ende Mai oder Anfang Juni. Die oberen Blüten des Baumes sind meistens männlich, die unteren weiblich. Ihre Farbe ist zunächst gelblich weiß, später kommen rötliche Flecken hinzu.

Bewährt bei Konzentrationsproblemen, wenn man zu viele Gedanken im Kopf hat.

36. **Wild Oat**
Die Berufungsblüte

Vom Suchen ...

▼ Seelische Negativhaltung:
Man ist innerlich unzufrieden, weil man keine klaren Zielvorstellungen hat und es einem bisher noch nicht gelungen ist, seine eigentliche Lebensaufgabe zu erkennen.

Soviel man auch probiert, nirgends findet man wirkliche dauerhafte Befriedigung. So ist man trotz seiner mannigfaltigen Talente und Erfolge innerlich zersplittert, frustriert oder gelangweilt.

... zum Finden

▲ Positive Entwicklungsmöglichkeiten:
Klare Zielvorstellungen gewinnen und hierfür das volle Potenzial seiner Möglichkeiten einsetzen.

Waldtrespe – Das 60 bis 120 Zentimeter hohe, in England stark verbreitete Hafergras wächst in feuchten Wäldern, in dichtem Gebüsch und an Wegrändern. Die doppelgeschlechtlichen Blüten befinden sich versteckt in den Rispen.

Bewährt *bei Jugendlichen, die nicht wissen, was sie werden wollen.*

37. **Wild Rose**
Die Blüte der Lebenslust

Vom Sich-Aufgeben ...

▼ Seelische Negativhaltung:
Man befindet sich in einem bestimmten Lebensbereich bewusst oder unbewusst in einem Zustand von Apathie, innerer Teilnahmslosigkeit und völliger Resignation. Man hat sich schon mit etwas abgefunden, innerlich kapituliert.

Obwohl die äußeren Lebensumstände gar nicht so negativ oder hoffnungslos sind, fehlt jede innere Motivation.

... zur Hingabe an das Leben

▲ Positive Entwicklungsmöglichkeiten:
Neue positive Lebensmotivation, aus der heraus ein neues vitales Interesse am Leben erwächst.

Hundsrose – Die Stammart vieler Zuchtrosen wächst an sonnigen Waldrändern, Hecken und steinigen Abhängen. Die weißen, hellrosa oder tiefrosa Blüten öffnen sich mit fünf großen kernförmigen Blütenblättern einzeln oder in Dreiergruppen zwischen Juni und August.

Bewährt *bei alten Menschen, die immer kraftloser werden.*

38. **Willow**
Die Schicksalsblüte

Von Schicksalsgroll ...

▼ Seelische Negativhaltung:
Man fühlt sich den Umständen machtlos ausgeliefert, ist verbittert und sieht sich als Opfer des Schicksals.

Man grollt und missgönnt anderen ihr vermeintlich besseres Schicksal.

... zur Selbstverantwortung

▲ Positive Entwicklungsmöglichkeiten:
Eine konstruktive Grundhaltung, mit der man die volle Selbstverantwortung für sein Leben übernimmt und versucht, vom »Opfer« zum »Meister« seines Schicksals zu werden.

Gelbe Weide – Unter den vieler Weidenarten ist diese leicht daran zu erkennen, daß sich ihre Äste im Winter leuchtend goldorange verfärben. Sie wächst in feuchtem, tief liegendem Gelände. Die männlichen und weiblichen Blüten wachsen auf getrennten Bäumer.

Bewährt *in belastenden Umständen, an denen man zurzeit nichts ändern kann.*

Die Notfalltropfen
Hilfe in seelischen Notfallsituationen

Das Notfallmittel ist die bekannteste »Bachblüte«

Von allen Bachblüten-Essenzen ist diese Kombination die bekannteste und am weitesten verbreitet. Mit ihr rettete Bach 1930 einem Fischer das Leben. Seither haben die Notfalltropfen unzähligen Menschen auf der Welt in Not- oder Stresssituationen sofort spürbare Entspannung und Zuversicht gebracht. Immer mehr Rettungsmannschaften haben es in ihrer Standardausrüstung.

Das Notfallmittel wirkt bei jedem Persönlichkeitstyp. Denn mit dieser Blütenzusammenstellung erfasste Bach ein übergeordnetes archetypisches menschliches Reaktionsmuster. Etwas, was jeder Mensch durchmacht, wenn ihn ein Ereignis so überfordert, dass seine Seele-Geist-Körper-Integration gefährdet wird.

Auch hier war Bach seiner Zeit voraus und nahm die Ergebnisse der heutigen Stressforschung vorweg. Als Reaktion in einer Ausnahmesituation erkannte er das Zusammenspiel der folgenden fünf Verhaltensmuster

Star of Bethlehem:	Schreck und Betäubung – Totstellreflex
Rock Rose:	Terror- und Panikgefühle, nervliche Überreaktion
Impatiens:	mentaler Stress und Spannung, überschießende Handlungsimpulse
Cherry Plum:	Angst, die Kontrolle zu verlieren
Clematis:	die Tendenz »abzutreten«, das Gefühl, »weit weg zu sein«

Die Einnahme der Notfalltropfen sorgt innerhalb von etwa einer Minute für eine sofortige Aktivierung der körperlichen Selbstheilungsmechanismen. Sie bewirken eine emotionale Stabilisierung, eine seelisch-körperliche Entspannung und schaffen daher die besten Voraussetzungen für eine eventuell nötig werdende körperliche Behandlung. **Die Notfalltropfen ersetzt jedoch keine medizinische Notfallbehandlung.**

Das Notfallmittel hilft schnell in seelischen Notfallsituationen.

Die Worte Notfall oder Schock sind in diesem Zusammenhang umfassender zu verstehen als die gleichlautenden medizinischen Begriffe. **Im Vordergrund steht hier die seelische Notfallsituation.** »Shocking« ist im Englischen alles, was unser energetisches System erschüttert. Es gibt Menschen, die bereits durch ein lautes Türknallen oder das Lesen eines unfreundlichen Briefes aus dem Gleichgewicht geraten. Andere sind »erst« nach einem Sturz im Treppenhaus oder einem Autounfall erschüttert.

Wann verwendet man die Notfalltropfen?

Seelische Ausnahme-
situationen: Bei jedem
Menschen anders

I. **Wenn man seelisch durcheinander ist,** z. B.
   * nach einem Familienkrach
   * vor einer persönlichen Auseinandersetzung
   * nach Erhalt eines enttäuschenden Briefes
   * nach einer Operation

II. **Wenn einem etwas Unangenehmes bevorsteht,** z. B.
   * ein Bewerbungsgespräch
   * ein öffentlicher Auftritt
   * eine Premiere
   * eine Gerichtsverhandlung
   * eine Beerdigung
   * ein schmerzlicher Abschied
   * ein operativer Eingriff
   * ein Arztbesuch
   * bei Angst vorm Fliegen

III. **Wenn man einen »Schreck« bekommen hat,** z. B.
   * nach einem Verkehrsunfall
   * nach einem Unfall im Haushalt, Verletzungen beim Heim-
     werken
   * nach Insektenstichen oder Hundebissen
   * nach Sonnenbrand
   * nach Sportunfällen
   * nach Prellungen, Verstauchungen, Schürfungen
   * nach Verbrennungen

IV. **Wenn man in einer stressgeladenen Atmosphäre ar-
    beiten muss,** z. B.
   * mit sehr vielen Menschen wie am Check-In-Schalter
     eines Flughafens
   * unter hohem Zeitdruck z. B. in einem Rettungsteam

V. Mit viel Erfolg werden die Notfalltropfen auch bei **Tieren**
   und **Pflanzen** eingesetzt.

Bei Unfällen und plötzlichen Krankheiten helfen die Notfall-tropfen sowohl den ›Opfern« als auch denen, die »nur« Zuschauer oder Pflegepersonen sind. Es ist für den Kranken unbewusst eine große Beruhigung, wenn er fühlt, dass die Menschen um ihn herum gefasst, vertrauensvoll und frei von übergroßer Angst sind. Sein Heilungsprozess wird dadurch unterstützt.

Entspannt können Sie anderen besser helfen.

Notfalltropfen und – Creme gehören in die »Autoapotheke«, in den Rucksack bei Wanderungen oder Radausflügen und in die Handtasche, wenn man unterwegs ist. Dann sind sie in plötzlich auftretenden Situationen greifbar, damit man sich und anderen unmittelbar helfen kann.

Die Notfall-Creme

Für kleine körperliche Schocks wie Verbrennungen, Verstauchungen, Schnitte und plötzliche Hautausschläge werden die Notfalltropfen auch als Salbe hergestellt. Diese hat sich auch unterstützend bei der Narbenbehandlung und beim Wundliegen (Dekubitus) bettlägeriger Menschen bewährt. Die Notfall-Creme ist auch eine gute Massagehilfe (vor dem Gleitmittel auftragen) und kann vorbeugend gegen Hautirritationen durch Sport und andere körperliche Aktivitäten benutzt werden.

Die Creme enthält außer den fünf der Notfalltropfen-Blüten zusätzlich Crab Apple, die Reinigungsblüte.

Wie wendet man die Notfall-Creme an?

Die Notfall-Creme wird wie jede andere Salbe dünn auf die betroffenen Stellen aufgetragen.

In vielen Fällen setzt die sofortige Anwendung der Creme eine unerwartet schnelle positive Veränderung in Gang. Zeigen sich nach einem bis zwei Tagen hingegen keine Zeichen von Veränderung, so ist die Salbe in diesem Fall nicht das geeignete Mittel.

Dosierung und Anwendung der Notfalltropfen

Die Wasserglasmethode

◆ Die Dosierung der Notfalltropfen richtet sich individuell nach Fall und Situation.

In akuten Fällen gibt man **vier Tropfen direkt aus dem Konzentratfläschchen in ein Glas Wasser** und trinkt diese Mischung **in kleinen Schlucken** über einen Zeitraum von ca. 15 Minuten verteilt bzw. so lange, bis der harmonisierungsbedürftige Zustand abklingt. Wenn nötig, ein zweites Glas zubereiten.

Unverdünnte Einnahme

◆ In Situationen, in denen kein Wasser verfügbar ist, kann man die Notfalltropfen auch **direkt aus dem Konzentratfläschchen auf die Lippen, Schläfen oder in die Ellenbeugen** träufeln.

Die Einnahmeflasche

◆ Bei Anwendung der Notfalltropfen **über einen längeren Zeitraum** bei krisenhafter Dauerbelastung (z.B. Pflege eines

Schwerkranken) empfiehlt sich die Herstellung einer **Einnahmeflasche**: In ein Medizinfläschchen mit Tropfpipette oder Tropfvorrichtung (in Apotheken erhältlich), das zu ca. 75 Prozent mit Wasser und zu 25 Prozent mit Alkohol gefüllt wurde, geben Sie aus der Konzentratflasche zwei Tropfen pro zehn Milliliter Alkohol-Wasser-Gemisch.

◆ Die Notfalltropfen können kann auch **äußerlich** angewendet werden in Form von Umschlägen, Wickeln, Kompressen u.Ä. Dazu geben Sie sechs Tropfen aus der Konzentratflasche auf ½ Liter Wasser.

Die äußerliche Anwendung

◆ Zur Behandlung von Tieren s. Kapitel »Bachblütentherapie bei Tieren«.

Tiere

◆ Bei »Schocks«, die unsere **Pflanzen** erleiden, haben die Notfalltropfen ein weites Einsatzfeld: Nach dem Umtopfen, Versetzen von Stecklingen, Frost- und Ungeziefereinwirkung gibt man drei bis vier Tropfen aus der Konzentratflasche in das Gießwasser. Damit gießt man zwei bis drei Tage lang oder besprüht die Blätter damit.

Pflanzen

Wichtige Hinweise

◆ **Die Notfalltropfen ersetzen keine Bachblütentherapie, sondern sind bestenfalls eine Vorstufe dazu**. Menschen, die immer wieder zu den Notfalltropfen greifen, sollten sich mit den fünf einzelnen Blütenkonzepten tiefer beschäftigen. Wahrscheinlich gehören zwei oder drei davon zu ihren persönlichen Basismitteln, die besser in individuelle Mischungen eingebaut werden sollten.

Immer wiederkehrende seelische Notfallsituationen sind Signale, mit denen Sie sich gründlicher auseinander setzen sollten.

◆ Weil die Anwendung der klassischen Form der Bachblütentherapie von Einsteigern oft als kompliziert empfunden wird, bleiben viele bei der Anwendung der Notfalltropfen stehen, welches sie in Notfallsituationen als sehr hilfreich kennengelernt haben. Sie schöpfen daher die großartigen Möglichkei-

Die Notfalltropfen sind zur vorübergehenden Einnahme, aber nicht zum Dauergebrauch gedacht.

ten der Bachblütentherapie, eine konstruktive Änderung von Verhaltensmustern in Gang zu setzen, nie aus. Für sie wurde ein neuer, vereinfachter Einstieg in die Bachblütentherapie entwickelt – Reharmony®, Bachblüten-Harmonisierung nach Reaktionstyp. Der Zugang erfolgt hier nicht über die Ebene der 38 Bachblüten-Konzepte, sondern über die Ebene der grundlegenden menschlichen Reaktionstypen. Nähere Informationen dazu finden Sie auf www.reharmony.org.

◆ Die Notfalltropfen können **neben** einer individuellen Blütentherapie immer wieder **unregelmäßig** eingenommen werden.

Fragen und Antworten zum Notfallmittel

Können alte Menschen die Notfalltropfen regelmäßig nehmen?

Alte Menschen

Alte Menschen klagen oft, dass sie nervlich empfindsamer geworden seien. Sie reagieren dünnhäutiger auf Diskussionen und Situationen, die für Jüngere „normal« sind.
Diese andauernden »seelischen Ausnahme-Situationen« lassen sich mit einer fast regelmäßigen Einnahme der Notfalltropfen gut in den Griff bekommen. Viele alte Menschen verlangen deshalb regelmäßig danach.

Kann man die Notfalltropfen auch mit Schmerzmitteln kombinieren?

Kombination mit Schmerzmitteln

Ja, sie wirken wie alle Bachblüten-Konzentrate auf einer ganz anderen Ebene als Medikamente. Die durch Einnahme der Notfalltropfen eingeleitete Stabilisierung des Seele-Geist-Körper-Systems kann in manchen Fällen zum Schmerzabbau beitragen.

,Kann man die Notfalltropfen auch vorbeugend einnehmen, wenn ein Schock oder eine belastende Situation zu erwarten ist?

Grundsätzlich ja, denn oft ruft allein die Erwartung einer unangenehmen Situation auf seelischer Ebene schon den Ausnahmezustand herbei. Die bevorstehende Erschütterung und Aufregung befindet sich durch die gedankliche Vorwegnahme sozusagen bereits im System und stellt damit eine Belastung auf der energetischen Ebene dar. Der Zeitpunkt, zu dem dieser Vorgang einsetzt, ist von Mensch zu Mensch verschieden: Man sollte also darauf achten, wann die inneren Panikgefühle vor einer unangenehmen Situation beginnen – das könnte ebenso gut zwei Tage wie eine Stunde vor dem betreffenden Ereignis sein. Durch die vorherige Einnahme der Notfalltropfen sieht man dem gefürchteten Ereignis gelassener entgegen und kann es energetisch besser verkraften.

Vorbeugende Einnahme

Man hüte sich allerdings vor der Annahme, man habe mit den Notfalltropfen nun ein ›Zaubermittel« zur Verfügung, das vor sämtlichen Unwägbarkeiten des Lebens schützt. Diese Erwartung muss zwangsläufig enttäuscht werden, da die Notfalltropfen – wie die Bachblüten-Konzentrate überhaupt – nicht dazu gedacht sind, Erfahrungen zu verhindern. Erfahrungen dienen der Persönlichkeitsentwicklung, wobei die Bachblüten ihre Verarbeitung unterstützen und damit den individuellen Reifungsprozess fördern.

Können die Notfalltropfen auch Bestandteil einer Einnahmemischung sein?

Obwohl es grundsätzlich nicht zur Daueranwendung vorgesehen ist, kann es gelegentlich sinnvoll sein, die Notfalltropfen einer Einnahmemischung zuzusetzen – besonders am Anfang einer Einnahme, wenn ein Mensch so sehr aus dem Gleichgewicht geraten ist, dass sich seine individuelle Seelenproblematik noch nicht klar erkennen lässt. Nach der Einnahme dieser ersten Mischung kann der Betreffende dann erfahrungsgemäß seine Probleme genauer wahrnehmen und besser schildern.

Einnahmemischung

So finden Sie die richtigen Bachblüten

»Für die Anwendung der Blütenessenzen sind keine wissenschaftlichen Erkenntnisse erforderlich. Wer den größten Nutzen aus dieser göttlichen Gabe ziehen will, muss sie in ihrer Ursprünglichkeit rein erhalten, frei von Theorie und wissenschaftlicher Erwägung – denn alles in der Natur ist einfach.«
Edward Bach in *Heile Dich selbst*

Allgemeine Hinweise

Bestimmen Sie die Blüten nur nach Ihren **akut bestehenden, bewusst erkennbaren negativen Seelenzuständen**. Dazu bedarf es keiner psychologischen Ausbildung, sondern Selbsterkenntnis, Lebenserfahrung und gesunden Menschenverstandes. **Chronische** seelische Disharmonien in der eigenen Persönlichkeit zu erkennen ist weitaus schwieriger. In solchen Fällen ist es immer empfehlenswert, einen qualifizierten Fachmann aufzusuchen. Dies gilt auch für die Behandlung von körperlichen oder seelischen Krankheiten.

Bei akuten Negativzuständen können Sie die Bachblüten problemlos selbst anwenden.

Für die **Auswahl** ist es wichtig, die betreffende Blüte in jedem Fall nach der **Negativhaltung** zu bestimmen. Es wäre nicht richtig, die Blüten nach ihren positiven Entwicklungsmöglichkeiten auszuwählen, da die Bachblüten nur dann ihre harmonisierende Wirkung entfalten können, wenn die Negativhaltung erkennbar vorhanden ist.

Konzentrieren Sie sich dabei nur auf die seelischen Negativhaltungen.

Die Auswahl der Blüten geschieht im Selbststudium oder im **Gespräch**, durch **Einfühlung** in die seelische Situation und das **intuitive Erkennen** der derzeitigen negativen Seelenzustände.

Gespräch und Intuition sind wichtig.

Welche Haltung macht Ihnen jetzt wirklich Schwierigkeiten?

Körperliche Zustände werden als solche nicht beachtet oder interpretiert. Vielmehr geht es nur um die Beobachtung der **seelischen Verfassung**.

Nehmen Sie die Blüten nur, wenn Sie wirklich das Gefühl haben, seelische Unterstützung in einer bestehenden Krisensituation zu brauchen. Fragen Sie sich stets: **Haben diese Blüten wirklich mit dem jetzt bestehenden Problem zu tun?** Alle Blüten, mit denen Sie zur Zeit nichts anfangen können, sollten nicht eingenommen werden.

Eine Blüte reicht meist nicht aus.

In der Regel wird es zu einer Kombination von etwa **sechs** verschiedenen Blüten kommen, denn fast immer wird unser Seelenzustand von mehreren Einflussfaktoren bestimmt, die sich gegenseitig ergänzen oder überlappen können. Gerade am Anfang ist es besser, eine Blüte zu viel als zu wenig in die Kombination aufzunehmen. Eine nicht optimal ausgesuchte Blütenkombination kann nie schädlich sein, sondern zeigt einfach keine Wirkung. Die Erfahrung zeigt, dass durch die Einnahme von Bachblüten das Gespür, die Intuition für die Wahl der richtigen Bachblüten-Kombination von Mal zu Mal wächst.

Zur Benutzung des Fragebogens

Finden Sie heraus, was Sie derzeit seelisch blockiert.

Dieser Fragebogen dient Ihnen als Hilfestellung zum besseren Erkennen Ihrer derzeitigen individuellen seelischen Negativhaltungen und zum Auffinden der spezifischen Blütenkombination, **obwohl ein gründliches Gespräch mit einem in der Bachblütentherapie erfahrenen Experten dadurch nicht ersetzt werden kann.**

Jeder der 38 verschiedenen Bachblüten ist in diesem Fragebogen eine Aussage zugeordnet. Bei jeder Aussage bestehen zwei Antwortmöglichkeiten:

■ 1. »Ja, in den letzten Tagen trifft dieses für mich genau zu.« Hier werden disharmonische seelische Zustände angesprochen, die Sie momentan, z. B. in den letzten drei Tagen, belasten. Dabei ist es nicht wichtig, ob dieser Zustand auch grundsätzlich für Ihren Charakter typisch ist. Oft kann eine kurzzeitige Störung Ihres seelischen Gleichgewichts durch äußere Umstände z. B. neue Situation im Beruf oder plötzliche Umstellung im Privatleben, hervorgerufen werden.

■ 2. »Nein, das trifft in diesen Tagen für mich nicht zu.«
Sollte eine Aussage für Sie in diesen Tagen nicht zutreffen, setzen Sie Ihr Kreuz für die entsprechende Frage bitte in dieses Feld.

Bei einigen Aussagen mögen Zustände angesprochen sein, die sich in Ihrem Leben bereits häufiger störend bemerkbar gemacht haben, **aber nicht** auf Ihre **derzeitige** Situation zutreffen. Dabei handelt es sich um negative Gefühlskonzepte oder seelische Fehlhaltungen, an denen Sie später arbeiten sollten, um das dahinter stehende positive Energiepotenzial freizusetzen. Kreuzen Sie in solchen Fällen bitte immer »nein« an, denn es geht in diesem Fragebogen ausschließlich darum, festzustellen, welche Zustände **jetzt akut** sind. Diese Blüten für später sind erst angezeigt, wenn sich der beschriebene Zustand aktuell in Ihrem Befinden bemerkbar macht.

Gehen Sie grundsätzliche Fragen erst dann an, wenn Sie die aktuellen Probleme gelöst haben.

Bitte machen Sie Ihre Kreuze spontan, ohne allzu lange darüber nachzudenken. Bedenken Sie, dass es keine richtigen oder falschen Antworten gibt. Füllen Sie den Fragebogen nach Möglichkeit allein aus. Sollte Ihnen eine Aussage Schwierigkeiten bereiten, so stellen Sie diesen Punkt bis zum Schluss zurück und fahren Sie zunächst mit den übrigen Aussagen fort.

Beantworten Sie die Fragen ganz spontan.

Nun übertragen Sie bitte die von Ihnen gemachten Ja-Kreuze in die Auswertungstabelle. Achten Sie beim Übertragen auf die richtigen Nummern!

Sollten Sie in einer akuten Krisensituation so außer sich sein, dass Sie sich nicht in der Lage fühlen, den Fragebogen auszufüllen, nehmen Sie als Erstes einige Tage lang nur die Notfalltropfen ein, bevor Sie wieder mit dem Fragebogen arbeiten.

Basis-Fragebogen

»Wie fühle ich mich in meiner aktuellen seelischen Situation?«

Bitte spontan und schnell antworten. Nur das ankreuzen, was jetzt, momentan, d. h. in diesen Tagen, gefühlsmäßig ganz genau zutrifft.
(Was zwar grundsätzlich häufig zutrifft, jetzt oder in diesen Tagen jedoch nicht akut ist, mit »nein« beantworten.)

■ »Ja, in den letzten Tagen trifft dieses für mich genau zu.«

■ »Nein, das trifft in diesen Tagen für mich nicht zu.«

1. *Ich mache mir zurzeit Vorwürfe. Ich habe ein schlechtes Gewissen.*

2. *Ich fühle mich zurzeit verunsichert. Ich traue meinem eigenen Urteil nicht und frage andere um Rat.*

3. *Ich fühle mich zurzeit gekränkt und verletzt. Ich reagiere misstrauisch, eifersüchtig, feindselig.**

4. *Ich steige zurzeit gedanklich aus der Realität aus und flüchte mich in eine Traumwelt.*

5. *Ich fühle mich zurzeit reinigungsbedürftig, beschmutzt, ekele mich. Ungeordnete Kleinigkeiten machen mich extrem nervös.**

6. *Ich fühle mich zurzeit machtlos, im Stich gelassen, vom Schicksal ungerecht behandelt.*

7. *Ich kann zurzeit nicht klein beigeben und will unbedingt meinen Willen durchsetzen.*

8. *Es fällt mir zurzeit schwer, standhaft zu bleiben. Ich befürchte, mir selbst untreu zu werden. Ich möchte mich endlich zur Tat durchringen.**

9. *Ich fühle mich zurzeit schwermütig, traurig, depressiv, ohne zu wissen, warum.*

10. *Ich fühle mich zurzeit minderwertig, unterlegen, unfähiger als andere, habe zu wenig Selbstvertrauen.**

11. *Ich muss zurzeit weitermachen um jeden Preis und bis zum Ende durchhalten.*

12. *Ich habe zurzeit Angst vor einer bestimmten Situation. Innerlich sage ich mir: Wenn es doch schon vorbei wäre.*

13. *Ich fühle mich zurzeit zu weich, zu gutmütig. Ich schaffe es nicht, nein zu sagen. Ich kann nicht hart bleiben.*

14. *Ich kann mit etwas in meiner Vergangenheit immer noch nicht abschließen (Beziehung/Ereignis).*

15. *Zurzeit fühle ich mich meiner Verantwortung nicht mehr gewachsen.*

16. *Ich habe mich mit etwas abgefunden und nehme es apathisch hin, wie es kommt.*

17. Ich fühle mich zurzeit innerlich unschlüssig und weiß nicht, was ich wirklich will.

18. Ich fühle mich zurzeit ungeduldig und gereizt. Alles geht mir zu langsam.

19. Ich fühle mich zurzeit seelisch bedürftig. Ich brauche viel Zuwendung und Anteilnahme und leide sehr, wenn ich niemanden zum Sprechen habe.

20. Ich lasse mir nicht anmerken, wie es in mir aussieht, denn Harmonie ist mir wichtig.

21. Ich möchte mich zurzeit zurückziehen und in Ruhe gelassen werden. Ich bin der Meinung, andere können mir doch nicht helfen. *

22. Ich verstehe nicht, warum ich immer wieder den gleichen Fehler mache.

23. Ich kann meine Gedanken nicht abstellen. Die Gedanken verfolgen mich Tag und Nacht.

24. Ich habe zurzeit das Gefühl, ich stehe mit dem Rücken zur Wand, bin völlig verzweifelt und weiß nicht mehr weiter.

25. Ich übertreibe. Ich kann meinen Drang kaum noch zügeln und verliere das Maß.

26. Ich bin schockiert und habe diesen Schlag noch nicht verkraftet.

27. Ich fühle mich zurzeit innerlich hin- und hergerissen, komme zu keiner Entscheidung.

28. Ich fühle mich zurzeit kraftlos, erschöpft, ausgelaugt. Alles ist zuviel.

29. Ich zwinge mich zurzeit zur Disziplin.

30. Ich habe die Hoffnung aufgegeben und resigniert.

31. Ich fühle mich zurzeit unbehaglich und habe Ängste, die ich nicht greifen kann.

32. Ich fühle mich zurzeit nicht genügend gewürdigt, geschätzt. Nach allem, was ich investiert habe, hätte ich mehr erwartet. *

33. Ich fühle mich zurzeit innerlich schlaff. Mir fehlt die Energie, um den Alltag zu bewältigen.

34. Ich fühle mich zurzeit so stark mit anderen verbunden, dass ich nicht genug an mich selber denken kann.

35. Ich bin zurzeit entmutigt, skeptisch, pessimistisch.

36. Ich fühle mich zurzeit innerlich gestaut, unter Druck, kann mich kaum noch beherrschen.

37. Ich ertappe mich zurzeit dabei, dass ich an allem etwas auszusetzen habe, auch an mir selber.

38. Ich gerate zurzeit innerlich in Panik, verliere den Überblick, kann keinen klaren Gedanken mehr fassen.

* Es braucht jeweils nur ein Begriff zuzutreffen.

Auswertungstabelle

Fragennummer	„Ja, in den letzten Tagen trifft dieses für mich genau zu."	Bachblüte
1	■	Pine
2	■	Cerato
3	■	Holly
4	■	Clematis
5	■	Crab Apple
6	■	Willow
7	■	Vine
8	■	Walnut
9	■	Mustard
10	■	Larch
11	■	Oak
12	■	Mimulus
13	■	Centaury
14	■	Honeysuckle
15	■	Elm
16	■	Wild Rose
17	■	Wild Oat
18	■	Impatiens
19	■	Heather
20	■	Agrimony
21	■	Water Violet
22	■	Chestnut Bud
23	■	White Chestnut
24	■	Sweet Chestnut
25	■	Vervain
26	■	Star of Bethlehem
27	■	Scleranthus
28	■	Olive
29	■	Rock Water
30	■	Gorse
31	■	Aspen
32	■	Chicory
33	■	Hornbeam
34	■	Red Chestnut
35	■	Gentian
36	■	Cherry Plum
37	■	Beech
38	■	Rock Rose

Haben Sie Ihre Ja-Kreuze sorgfältig übertragen?

Jetzt lassen sich die für Sie voraussichtlich in Frage kommenden Blüten leicht ablesen, denn jeder der typischen Aussagen ist in derselben Zeile die passende Bachblüte zugeordnet.

Wenn Sie sich tiefer mit den für Sie in Frage kommenden Blüten beschäftigen möchten, informieren Sie sich in dem Buch von Mechthild Scheffer, *Bachblütentherapie. Das gesamte theoretische und praktische Bachblüten-Wissen* (Irisiana Verlag, München) über die von Ihnen ermittelten Blüten und entscheiden dann, ob Sie alle von Ihnen gewählten Blüten zum jetzigen Zeitpunkt wirklich brauchen.

Sind Sie sicher, dass Sie eine bestimmte Blüte brauchen, so notieren Sie sich diese für Ihre aktuelle Blütenmischung.

Rezeptbausteine für Bachblüten-Mischungen »Bachblüten-Cluster nach Mechthild Scheffer«

Diese so genannten Bachblüten-Cluster basieren auf einigen Jahrzehnten Beobachtung der »menschlichen Natur« und auf Erfahrungen mit Tausenden von Studenten und Patienten.

Die Cluster sind für den Einsteiger eine erste Hilfe beim Zusammenstellen seiner individuellen Bachblüten-Mischung. Sie können entweder alternativ oder zusätzlich zur Fragebogen-Analyse genutzt werden. Sollte Ihre persönliche Gefühlsnuance nicht dabei sein, so werden die Formulierungen Sie sicher dazu anregen, Ihre individuelle Gefühlssituation genauer zu erkennen.

Ablenkbar, zersplittert, inkonsequent reagieren

- Weil man immer auf der Suche nach der noch besseren Lösung ist — Wild Oat
- durch äußerliche Kleinigkeiten — Crab Apple
- weil man mehrere Ideen gleichzeitig verfolgen möchte — Wild Oat, Scleranthus
- weil man Dinge tut, die man eigentlich nicht tun möchte — Centaury, Cerato
- weil man lieber etwas anderes tun möchte — Clematis, Centaury
- weil man wie ein Rohr im Wind auf alle Einflüsse reagiert — Scleranthus
- weil man seiner eigenen Meinung nicht traut — Cerato
- weil man Ängste und Befürchtungen hat — Aspen, Mimulus
- weil man nicht wirklich hinter der Sache steht — Gentian, Cerato, Wild Oat
- weil man »es allen recht machen will« — Agrimony, Scleranthus, Centaury

◆ weil man seine Entscheidung immer wieder anzweifelt	Cerato, Scleranthus
◆ weil man kein klares Ziel vor Augen hat	Wild Oat
◆ weil man eigentlich nicht wirklich an das glaubt, was man tut	Gorse, Gentian

Aggressives Verhalten/Ärger

◆ um den eigenen Willen durchzusetzen	Holly, Vine
◆ aus Ungeduld	Holly, Impatiens
◆ aus Verbitterung	Holly, Willow
◆ unerwartet, aus heiterem Himmel	Holly, Cherry Plum

Akute Lebenskrise, Verzweiflung

◆ auf dem Höhepunkt	Sweet Chestnut, Notfall-tropfen
◆ man ist noch wie betäubt	Star of Bethlehem, Sweet Chestnut
◆ man schwankt, ob man sich in die Situation fügen soll	Scleranthus, Water Violet
◆ Selbstzweifel	Sweet Chestnut, Cerato, Larch
◆ Schuldgefühle	Sweet Chestnut, Pine
◆ man sieht momentan keinen Sinn mehr	Star of Bethlehem, Gorse, Mustard
◆ man ist völlig überarbeitet	Oak, Olive, Sweet Chestnut
◆ man kann sich an die neue Situation noch nicht gewöhnen	Honeysuckle, Walnut

Albträume

◆ Angst vor der Nacht	Mimulus, Aspen
◆ man erwacht mit panischer Angst	Aspen, Rock Rose
◆ Angst durch unverarbeitete Ereignisse	Aspen, Star of Bethlehem
◆ Schuldgefühle	Aspen, Pine

Ängste

◆ Furcht vor konkreten Situationen und Dingen, z. B. Krankheit, Zahnarztbesuch, Lärmbelästigung, Fahrstuhlfahren	Mimulus
◆ Innere Panik, jede Zelle vibriert	Rock Rose
◆ Angst durchzudrehen, gewalttätig oder verrückt zu werden	Cherry Plum
◆ um Angehörige, Freunde etc.	Red Chestnut
◆ irrationale Ängste, z. B. im Dunkeln	Aspen
◆ vor Spinnen und Mäusen	Aspen, Mimulus
◆ vor dem Ungewissen	Aspen, Mimulus
◆ vor Prophezeiungen	Aspen
◆ Angst vor der Angst	Cherry Plum, Aspen
◆ vor Ansteckung, Schmutz u.Ä.	Aspen, Crab Apple
◆ vor »schlechten Schwingungen«	Aspen, Crab Apple
◆ enttäuscht zu werden	Mimulus, Gentian, Star of Bethlehem
◆ seelisch verletzt zu werden	Mimulus, Holly
◆ die wahren Gefühle zu zeigen	Mimulus, Agrimony
◆ durchschaut zu werden	Mimulus, Pine, Agrimony
◆ Fehler zu machen	Mimulus, Pine, Cerato
◆ Versagensängste	Mimulus, Larch, Willow
◆ Angstgedanken kreisen im Kopf	Mimulus, White Chestnut
◆ Angst vor Auseinandersetzungen	Mimulus, Star of Bethlehem, Agrimony, Centaury
◆ vor eigenen unbewussten Gefühlen	Cherry Plum, Agrimony
◆ allein zu sein	Mimulus, Heather
◆ andere zu verletzen	Mimulus, Holly, Pine
◆ vor Fehlentscheidungen	Mimulus, Cerato
◆ Beziehungen aufzugeben oder zu verändern	Mimulus, Chicory, Honeysuckle, Walnut

◆ vor Erschöpfung, Anstrengung	Mimulus, Olive, Hornbeam
◆ vor Nähe, engem Kontakt	Mimulus, Water Violet
◆ zu kurz zu kommen	Mimulus, Heather, Chicory, Holly
◆ man fürchtet, die Gedanken nicht mehr beherrschen zu können (zum Arzt schicken!)	Cherry Plum, Sweet Chestnut, White Chestnut
◆ Angst vor dem Fliegen	Rock Rose, Cherry Plum, Willow, Agrimony

Autoritäts- und Durchsetzungsprobleme

◆ man hat Schwierigkeiten mit Führungspersonen	Vine
◆ man meint, sich um jeden Preis durchsetzen zu müssen	Vine, Holly
◆ man will andere zu seiner Meinung bekehren	Vervain
◆ man will andere zu ihrem Glück zwingen	Vervain, Vine
◆ man weiß nicht, was man will, wenn stärkere Persönlichkeiten anwesend sind	Centaury
◆ man lässt sich zu viel vorschreiben, weil man anderen mehr zutraut	Larch, Cerato
◆ man versucht seine Ideen über andere oder auf indirektem Wege durchzusetzen	Vine, Chicory
◆ man muss lernen sich durchzusetzen	Vine, Centaury
◆ man hat Schuldgefühle, wenn man sich durchsetzt	Vine, Pine
◆ man möchte andere nicht verletzen	Centaury, Agrimony, Pine

Depressive Gefühle, Niedergeschlagenheit

◆ periodische Melancholie, man sitzt im Loch	Mustard

◆ durch Rückschläge und Enttäuschungen	Gentian
◆ mit Erschöpfung	Gentian, Olive
◆ mit Schlafstörungen	Mustard, White Chestnut, Gentian
◆ weil man keine Perspektive sieht, z. B. chronisch Kranke	Mustard, Gentian, Gorse
◆ weil man innerlich aufgegeben hat	Wild Rose, Mustard
◆ mit Selbstvorwürfen	Mustard, Pine
◆ durch Sorgen um einen anderen Menschen	Red Chestnut, Gentian
◆ durch schwere Vergangenheits- belastung	Honeysuckle, Mustard, Willow

Entscheidungsprobleme

◆ weil die innere Zielsetzung unklar ist	Wild Oat
◆ weil man über das Vorgehen schwankt	Scleranthus
◆ weil man hin- und hergerissen zwischen zwei Möglichkeiten ist	Scleranthus
◆ weil man seine Entscheidung immer wieder anzweifelt	Cerato, Chestnut Bud, Gentian
◆ weil man fürchtet, den Folgen nicht gewachsen zu sein	Mimulus, Elm, Scleran- thus
◆ weil man Angst vor Fehlentscheidungen hat	Mimulus, Cerato, Gentian
◆ weil man eine vergangene Situation noch nicht verarbeitet hat	Honeysuckle, Walnut
◆ weil man abhängig von einer anderen Person ist	Red Chestnut, Scleranthus
◆ weil man einen Schock noch nicht verkraftet hat	Star of Bethlehem

Erschöpfungsprobleme, Überforderung

◆ durch anhaltenden Leistungsstress	Olive, Oak
◆ durch eingefahrene Alltagspflichten	Olive, Hornbeam
◆ durch geistige Überforderung	Olive, Cerato, Chestnut Bud, Hornbeam

◆ durch mangelndes Selbstvertrauen	Larch, Mimulus
◆ durch zu viele Verantwortungsbereiche	Olive, Elm
◆ durch übertriebene Anstrengungen	Olive, Vervain
◆ durch zu hohe Anforderungen an sich selbst	Olive, Rock Water, Vervain
◆ mit Niedergeschlagenheit	Gorse, Mustard, Gentian
◆ mit Ängstlichkeit	Olive, Mimulus
◆ durch die eigene Unfähigkeit, nein zu sagen	Olive, Centaury
◆ mit Panik	Olive, Rock Rose

Gestresst, nervös reagieren

◆ auf Kleinigkeiten	Crab Apple, Rock Rose
◆ aufgrund von Erwartungsangst	Mimulus, Rock Rose
◆ aufgrund von versteckten Befürchtungen	Agrimony, Rock Rose, Aspen
◆ aufgrund von unterdrückten Trieben und Gefühlen	Cherry Plum, Rock Water
◆ aufgrund von zu viel Verantwortung	Elm, Rock Rose
◆ aufgrund von innerer Unrast	Impatiens, Chestnut Bud
◆ aufgrund von Erschöpfung	Olive, Rock Rose
◆ aufgrund von innerer Unsicherheit	Walnut, Scleranthus, Cerato, Rock Rose
◆ aufgrund von zu hohen Anforderungen an sich selbst	Rock Water, Vervain, Rock Rose, Elm
◆ aufgrund von innerer Sturheit	Rock Rose, Oak

Kontaktschwierigkeiten, Kommunikationsprobleme, Hemmungen

◆ durch falsche Bescheidenheit, Minderwertigkeitsgefühle	Larch, Water Violet, Mimulus
◆ durch Empfindlichkeit	Water Violet, Star of Bethlehem
◆ durch überhöhte Ansprüche an andere	Water Violet, Beech
◆ durch Ungeduld	Water Violet, Bud Impatiens, Chestnut
◆ mit Selbstvorwürfen	Water Violet, Pine
◆ durch Egozentrik	Water Violet, Heather

◆ mit Resignation	Water Violet, Gorse, Gentian
◆ durch Unschlüssigkeit/Launen-haftigkeit	Water Violet, Scleranthus, Wild Oat
◆ durch eine innere Distanz zu anderen	Water Violet
◆ durch Schüchternheit	Mimulus
◆ durch Furcht, etwas falsch gemacht zu haben	Larch, Beech
◆ weil man glaubt, nicht schlagfertig genug zu sein	Mimulus, Star of Bethlehem, Larch
◆ weil man eigentlich nur mit sich beschäftigt ist	Heather
◆ weil man ungeduldig ist und alles sofort haben will	Impatiens
◆ weil man sich der Situation nicht gewachsen fühlt	Larch, Aspen
◆ weil man geistig mit einem anderen Thema beschäftigt ist	Clematis, White Chestnut
◆ weil man enttäuscht und verbittert ist	Gentian, Willow
◆ weil man für eingebildet gehalten wird	Water Violet
◆ weil man über Kleinigkeiten beim anderen nicht hinwegkommt, z. B. Aussprache, Kleidung, Körpergeruch	Beech, Crab Apple
◆ weil man immer Recht behalten muss	Vine, Larch, Heather
◆ weil man von anderen nichts erwartet	Water Violet, Gorse
◆ weil man Angst vor neuen Verpflichtungen hat	Pine, Mimulus
◆ weil man nie spontan sein kann	Chicory, Cherry Plum, Agrimony
◆ weil man niemanden an sich heranlässt	Water Violet, Mimulus
◆ weil man sich nicht in die Karten schauen lassen möchte	Chicory, Agrimony

◆ weil man sich mit den Problemen anderer nicht belasten möchte	Chicory, Heather, Water Violet
◆ weil man Auseinandersetzungen scheut	Agrimony, Cerato, Walnut
◆ weil man keine eigene Meinung hat	Cerato, Wild Oat, Centaury
◆ weil man sich gehemmt fühlt	Mimulus, Larch
◆ durch eine unerwartete Auseinandersetzung	Star of Bethlehem, Agrimony, Willow

Konzentrationsprobleme, Unordnung
Siehe auch »Ablenkbar, zersplittert, inkonsequent reagieren«

◆ weil man zu erschöpft ist	Olive, Hornbeam
◆ weil man zu viel im Kopf hat	Hornbeam, White Chestnut
◆ weil man zu leicht abgelenkt ist	Scleranthus, Clematis
◆ weil das Interesse zu schnell nachlässt	Wild Oat, Scleranthus
◆ weil man nicht weiß, was man will	Cerato, Wild Oat
◆ weil man geistig überfordert ist	Olive, Hornbeam, Cerato, Chestnut Bud

Lernprobleme

◆ durch Konzentrationsmangel	Chestnut Bud, White Chestnut, Clematis
◆ durch frühere Fehlschläge	Honeysuckle, Chestnut Bud, Gentian, Larch
◆ durch Angst vor Strafe	Aspen, Cherry Plum, Pine
◆ durch Übereifer	Chestnut Bud, Vervain
◆ durch fehlende Motivation	Wild Oat, Wild Rose
◆ bei hartnäckig wiederkehrenden Fehlern	Chestnut Bud, Honeysuckle, Gentian

Mangelnde Motivation, innere Trägheit, Gleichgültigkeit

◆ man reagiert gleichgültig und apathisch	Wild Rose
◆ nach einem Schicksalsschlag	Wild Rose, Willow
◆ mit bleierner Müdigkeit	Wild Rose, Hornbeam, Mustard

◆ mit Trägheitsgefühl	Wild Rose, Hornbeam
◆ aus Resignation mit Opfergefühl	Gorse, Willow
◆ aus Resignation mit Pessimismus	Gorse, Gentian
◆ durch unverarbeitete Enttäuschung	Star of Bethlehem, Gentian, Willow
◆ durch den Verlust eines geliebten Menschen	Wild Rose, Honeysuckle, Red Chestnut
◆ man würde sich gern aus allem zurückziehen	Water Violet, Clematis
◆ aus lang anhaltender Überforderung	Olive, Wild Rose, Oak
◆ weil man nicht mehr an das Gute im Menschen glaubt	Gentian, Wild Rose

Minderwertigkeitsgefühle, Selbstwertkrise

◆ mit Schuldgefühlen	Larch, Pine
◆ mit Verunsicherung	Larch, Walnut, Cerato
◆ weil man zu gutmütig ist	Larch, Centaury
◆ weil man eine langsame Auffassungsgabe hat	Larch, Chestnut Bud, Hornbeam
◆ geheime Minderwertigkeitsgefühle	Agrimony, Larch, Cherry Plum
◆ aus plötzlicher Unsicherheit	Mimulus, Elm, Larch
◆ aufgrund der äußeren Erscheinung	Beech, Larch, Crab Apple
◆ man fürchtet, nicht so fähig zu sein wie andere	Larch, Mimulus
◆ man versucht, Minderwertigkeitsgefühle mit Trotz zu überspielen	Larch, Vine
◆ vorübergehende Selbstwertkrisen durch Überforderung	Elm
◆ durch Rückschläge	Larch, Gentian

Prüfungssituationen

◆ klassische Examenssituation	Gentian, Elm, Clematis, Rock Rose, White Chestnut
◆ wenn man schon einmal durchgefallen ist	Honeysuckle, Chestnut Bud, Larch, Gentian

◆ wenn man wie das Opferlamm zur Schlachtbank geht	Rock Rose, Willow, Centaury, Clematis
◆ wenn man dazu neigt, ein Brett vor dem Kopf zu haben	Chestnut Bud, Clematis, Aspen

Resigniert, hoffnungslos sein

◆ schon lange andauernd	Gorse, Wild Rose
◆ apathisch, wie betäubt	Star of Bethlehem, Wild Rose
◆ aufgrund einer Enttäuschung	Honeysuckle, Gentian, Gorse
◆ durch Erschöpfung	Wild Rose, Olive
◆ man sieht schwarz	Gorse, Mustard
◆ aufgrund unverarbeiteter Erlebnisse	Honeysuckle, Gorse, Star of Bethlehem
◆ aufgrund wiederholter Schicksalsschläge	Willow, Gorse, Chestnut Bud

Schlafschwierigkeiten

◆ unverarbeitete Erlebnisse kreisen im Kopf	White Chestnut, Star of Bethlehem, Cherry Plum, Honeysuckle
◆ durch unterdrückte Sorgen	White Chestnut, Agrimony
◆ durch Schuldgefühle	White Chestnut, Pine, Honeysuckle
◆ durch Angst vor Albträumen	Aspen, Rock Rose, White Chestnut
◆ durch Überforderung	Olive, Elm, White Chestnut, Oak
◆ durch Angst um andere	White Chestnut, Red Chestnut
◆ durch innere Überdrehtheit	Vervain, White Chestnut
◆ mit Zähneknirschen	Cherry Plum, White Chestnut

siehe auch »Albträume«

Schuldgefühle, Selbstvorwürfe

◆ wegen einer anderen Person	Red Chestnut, Pine
◆ man bedauert, »zu hart« gewesen zu sein	Pine, Vine, Agrimony
◆ mit Selbstkritik	Pine, Beech
◆ wegen der Unfähigkeit, Entscheidungen zu treffen	Cerato, Pine
◆ mit Angst und Panik	Pine, Rock Rose, Mimulus
◆ mit Rückzugstendenz	Pine, Water Violet
◆ mit Nägelkauen	Vine, Pine, Agrimony

Stur, intolerant reagieren

◆ weil man von anderen einen hohen Ordnungs- und Reinheitsstandard erwartet	Crab Apple, Beech
◆ man verlangt von anderen die gleiche Reaktionsgeschwindigkeit	Impatiens
◆ man erwartet von anderen die gleichen Wertmaßstäbe	Beech
◆ man erwartet von anderen die gleiche Begeisterung für eine Idee und wird fanatisch	Vervain
◆ man erwartet von anderen, dass sie der eigenen Meinung folgen, und möchte sie dazu zwingen	Vine
◆ man kann aus Prinzip nicht nachgeben	Vine, Rock Water
◆ man gestattet keine Ausnahme von der Regel	Oak, Rock Water

Trauer

◆ tiefe Trauer	Mustard
◆ macht pessimistisch, der Glaube geht verloren	Mustard, Gentian
◆ erzeugt Verbitterung	Mustard, Willow

- bewirkt Selbstzweifel — Mustard, Cerato, Larch
- Seelentrost bei Trauer — Mustard, Star of Bethlehem
- zur Ablösung von der Vergangenheit — Mustard, Honeysuckle
- für Hoffnung — Gorse
- für Lebenslust — Wild Rose

Trennen, Trennung

- man hat die Nachricht noch nicht verkraftet — Star of Bethlehem
- man hat Schuldgefühle — Pine
- man hat Angst davor — Mimulus, Rock Rose
- man fürchtet den Neubeginn — Mimulus, Aspen, Larch
- man fürchtet, andere zu verletzen — Agrimony, Pine
- man meint, der andere wäre sein Besitz — Chicory
- man kann Vergangenes nicht abschließen — Honeysuckle, Beech, Willow
- man will, dass alles beim Alten bleibt — Honeysuckle, Chicory
- man fühlt sich »energetisch verkettet« — Red Chestnut
- man fürchtet, das Gesicht zu verlieren — Cerato, Larch, Agrimony
- man weiß nicht, ob die Entscheidung für Trennung richtig ist — Cerato, Scleranthus
- man weiß nicht, wie es nach der Trennung weitergehen soll — Wild Oat

Unsicherheit, innere Verunsicherung

- man will seine Unsicherheit nicht zeigen — Agrimony, Vervain
- man lässt sich immer wieder verunsichern — Chestnut Bud, Cerato, Walnut
- wenn man von anderen beobachtet wird — Centaury, Larch
- weil man es allen recht machen will — Cerato, Centaury

- weil man nicht weiß,   Cerato, Wild Oat
  was man will
- weil man sich nichts zutraut   Cerato, Larch,
                                                     Mimulus
- weil man zu viele Ratgeber hat   Cerato, Walnut
- die Verantwortung übernehmen   Elm, Cerato, Mimulus
  zu können
- eine Entscheidung treffen zu   Scleranthus, Cerato,
  können   Wild Oat
- weil man zu ungeduldig ist   Cerato, Chestnut Bud,
                                                     Impatiens
- aufgrund vergangener Fehler   Pine, Cerato,
                                                     Honeysuckle

Verkrampft, angespannt, blockiert sein
- als erste Maßnahme   Notfalltropfen
- angespannt aus Erwartungsangst   Agrimony, Mimulus
- durch starke Dynamik, hohes   Impatiens
  Tempo
- durch »überstarke« Motivation   Vervain
- durch hohen Leistungsanspruch   Rock Water, Vervain
  an sich selbst
- durch Schock   Star of Bethlehem,
                                                     Cherry Plum
- durch übergroße Zielstrebigkeit   Vine
  und Ehrgeiz
- weil man etwas unbedingt   Rock Water, Vine,
  erreichen will   Vervain
- durch die eiserne Entschlossenheit,   Oak
  sich nicht kleinkriegen zu lassen
  oder nicht aufzugeben
- aufgrund mangelnder seelischer   Aspen, Scleranthus,
  Abgrenzung   Oak
- weil man zu hart zu sich selbst ist   Rock Water, Oak
- weil man zu viel will   Vine, Vervain
- weil man etwas noch nicht   Star of Bethlehem,
  verkraftet hat   Cherry Plum

Willensschwäche, man kann sich nicht durchsetzen

◆ man kann nicht nein sagen	Centaury
◆ weil man niemandem weh- tun möchte	Centaury, Agrimony
◆ weil man kein Ziel hat	Centaury, Wild Oat
◆ weil man sich immer wieder verunsichern lässt	Centaury, Walnut
◆ weil man geschockt und enttäuscht ist	Centaury, Star of Bethlehem, Gentian, Holly
◆ um vergangene Fehler nicht noch einmal machen zu müssen	Honeysuckle, Pine, Chestnut Bud, Centaury
◆ weil man nicht genau weiß, was man wirklich will	Cerato, Walnut
◆ weil man Schuldgefühle bekommt, wenn man seinen eigenen Willen zeigt	Pine, Vine
◆ aus Angst vor Auseinander- setzungen	Mimulus, Centaury, Agrimony
◆ aus falsch verstandener Toleranz	Beech, Centaury

Zubereitung, Dosierung, Einnahme

Wenn Sie die passende(n) Blüte(n) für sich ausgewählt haben, gibt es verschiedene Möglichkeiten der Zubereitung, Dosierung und Einnahme.

Die beiden klassischen Zubereitungsmethoden

▶ Die Wasserglasmethode

Sie ist besonders geeignet für akute, stark ausgeprägte Zustände und für eine kurzfristige, tageweise Einnahme. Empfehlenswert ist sie auch zu Beginn einer Bachblütentherapie.

Die Wasserglasmethode eignet sich besonders für akute Situationen.

Man gibt täglich morgens aus jeder der ausgewählten Konzentratfläschchen (auch Stockbottles oder Vorratsflaschen genannt) zwei Tropfen (von den Notfalltropfen vier Tropfen, siehe dazu auch S. 58), in ein größeres gefülltes Wasserglas und trinkt es in kleinen Schlucken (jeder Schluck ist ein Energieimpuls), über den Tag verteilt, leer. In sehr akuten Zuständen sollte man mehrere Gläser im Abstand von einer halben Stunde leer trinken, so lange, bis der harmonisierungsbedürftige Zustand abgeklungen ist. Wer viel unterwegs ist, verwendet statt einem Wasserglas eine Viertelliterflasche stilles Mineralwasser.

▶ Die Einnahmeflasche

Sie ist besonders geeignet für die längerfristige Anwendung bei chronischen Seelenzuständen und Problemen.
In ein Medizinfläschchen mit Tropfpipette oder Tropfvorrichtung, das zu ca. 75 Prozent mit Wasser und zu 25 Prozent mit

Bei einer langfristigen Anwendung ist die Zubereitung einer Einnahmeflasche empfehlenswert.

Alkohol gefüllt wurde, geben Sie aus jedem der ausgewählten Konzentratfläschchen einen Tropfen pro zehn Milliliter Alkohol-Wasser-Gemisch. Von den Notfalltropfen die doppelte Menge, also zwei Tropfen pro zehn Milliliter, aus der Konzentratflasche nehmen.

Dunkle Medizinfläschchen bekommt man in der Apotheke in Größen zwischen zehn und 50 Milliliter. Es empfiehlt sich für Erwachsene eine Größe von 30 und für Kinder zehn oder 20 Milliliter. Wer außer Haus arbeitet, bereitet sich praktischer-

weise zwei Fläschchen zu und deponiert das eine am Arbeitsplatz, das andere zu Hause.

Eigene Einnahmeflaschen können auch für die Folgemischung weiterverwendet werden. Gründliches heißes Auswaschen genügt. Bei der Weiterverwendung für andere Personen empfiehlt es sich, die Flasche auszukochen oder zu sterilisieren.

Welches Wasser ist als Trägersubstanz geeignet?

Bach empfahl Quellwasser und meinte damit im weitesten Sinne »gesundes Wasser aus natürlichen Quellen«. Das wäre heute in etwa vergleichbar mit Wasser aus dem eigenen Brunnen oder auch sehr gutem Leitungswasser. Die Verwendung kohlensäurefreier Mineralwässer wird empfohlen.

Wasser aus berühmten Heilquellen ist wegen seiner starken Eigenschwingung nicht neutral genug und daher weniger empfehlenswert. Ebenfalls nicht geeignet ist wegen seiner mangelnden »Imprägnierungsfähigkeit« entmineralisiertes Wasser. Noch umstritten als Trägersubstanz ist auch die Verwendung von levitiertem oder anderweitig manipuliertem Wasser.

Welche Rolle spielt der Alkohol?

Alkohol dient nur der Konservierung des Wassers. Empfehlenswert ist Kognak bzw. Weinbrand, den auch die Konzentrate selbst enthalten, oder ein anderer klarer Brand unter 50 Prozent Alkoholgehalt.

Für Kinder oder Alkoholkranke können Einnahmeflaschen bei gleicher Wirkung ohne Alkohol angesetzt werden.

Konzentratflaschen können ähnlich wie homöopathische Mittel bei Zimmertemperatur lichtgeschützt im Schrank aufbewahrt werden. Bachblüten-Konzentrate sind energetisch stabiler als homöopathische Hochpotenzen, sie können also Schütteln, feines Schwingen u.Ä. vertragen. *Aufbewahrung*

- Auf den Konzentratflaschen ist aus juristischen Gründen ein Haltbarkeitsdatum angegeben. *Haltbarkeit*
- Einnahmeflaschen sind so lange haltbar wie das als Trägersubstanz verwendete Alkohol-Wasser-Gemisch. Dies ist bei Herstellung einer Einnahmeflasche wie beschrieben ca. ein Jahr.
- Alte Mischungen sind trotz Trübung des Wassers energetisch immer noch genauso wirksam. Deshalb sollte man sie nie wegschütten, sondern wieder der Natur zuführen: im Garten, als Blumengießwasser oder im Badewasser.
- Falls die Einnahmemischung ohne konservierenden Alkohol zubereitet wird, verkürzt sich ihre Haltbarkeit auf die Haltbarkeit des Wassers (ca. zwei Wochen). Daher empfiehlt es sich z.B. im Sommer, ein nur mit Wasser zubereitetes Einnahmefläschchen im Kühlschrank aufzubewahren.

Hinweise für Dosierung und Einnahme

Über die Dosierung können Sie ohne Bedenken selbst entscheiden.

Die Dosierung kann, im Gegensatz zu homöopathischen Mitteln, bei Bachblüten gefahrlos individuell gehandhabt werden.

Die klassische Standarddosierung beträgt

- bei der **Wasserglasmethode**:
  Täglich zwei Tropfen pro Stockbottle im Wasserglas

- aus der **Einnahmeflasche**:
  viermal täglich vier Tropfen direkt auf die Zunge, z.B.
  - morgens zuerst ca. 10 Minuten nach dem Zähneputzen oder vor dem Frühstück
  - mittags um 12.00 Uhr auf leeren Magen
  - nachmittags gegen 17.00 Uhr auf leeren Magen
  - abends zuletzt ca. 10 Minuten nach dem Zähneputzen

Zur Entfaltung der vollen Wirkung behält man die Tropfen vor dem Herunterschlucken einen Moment lang im Mund.

Höhere Dosierung

Richten Sie die Dosierung nach Ihrem persönlichen Empfinden.

Zu Beginn einer Bachblütentherapie hat man häufig das Bedürfnis, die Mischung wesentlich öfter einzunehmen, z.B. mehrere Wassergläser oder bis zu 15-mal täglich vier Tropfen aus der Einnahmeflasche. **Diesem intuitiven Bedürfnis nachzugeben ist empfehlenswert.** Das bringt oft den Durchbruch in der Therapie. Erfahrungsgemäß kehrt man nach etwa sieben Tagen von selbst zur Standarddosierung zurück.

Niedrigere Dosierung

Beziehen Sie individuelle Erfahrungswerte mit ein.

Wenige Menschen haben intuitiv das Bedürfnis, die Tropfen seltener einzunehmen. Wer aus Erfahrung weiß, dass er von homöopathischen oder naturheilkundlichen Mitteln weniger verträgt als andere Menschen, sollte auch mit den Bachblüten **vorsichtig beginnen** und langsam von einem Tropfen bis zu dreimal drei Tropfen täglich steigern.

Einnahmedauer

◆ In **akuten Krisen** empfiehlt sich die kurzfristige Einnahme nach der Wasserglasmethode: etwa ein bis vier Tage lang. Die Zusammenstellung sollte zwischendurch je nach Zustand modifiziert werden.

◆ **Längerfristige Anwendung**: 18 bis 28 Tage pro Mischung.

◆ **Langzeitmischungen**, z.B. für alte Menschen: fünf bis acht Wochen pro Mischung.

Erstreaktionen

Sollten in den ersten drei Tagen nach Einnahme einer Bachblüten-Mischung vermehrt Träume auftreten oder Symptome früherer Erkrankungen kurzfristig wieder aufflackern, so ist dieses positiv zu werten. Es zeigt an, dass der seelische und körperliche Reinigungsprozess in Gang gekommen ist.

Durch die Einnahme von Bachblüten können alte seelische oder körperliche Symptome wieder zum Vorschein kommen.

Empfehlungen zum Umgang mit Erstreaktionen:

◆ schrittweise **Herabsetzung der Einnahmehäufigkeit**, bis notfalls auf einmal täglich einen Tropfen; eventuell gleichzeitig kurzfristige Einnahme von Notfalltropfen nach der Wasserglasmethode

◆ oder (die heroischere Variante): **Steigerung der Einnahmehäufigkeit**, je nach Bedürfnis auf bis zu 15-mal täglich fünf Tropfen. Auf diese Weise wird die Erstreaktionsphase sehr schnell durchlaufen.

Lassen Sie sich nicht verunsi-
chern, sondern fahren Sie in
der Behandlung fort.

Es hat sich nicht bewährt, die Einnahme ganz zu unter-brechen, um einen vermeintlich günstigeren Zeitpunkt abzu-warten. Die Erfahrung zeigt vielmehr, dass bei späterer erneuter Einnahme der Blütenmischung alle Symptome wieder auftreten, die am Tage der Unterbrechung bestanden hatten.

Die Erstreaktionen klingen schneller ab, wenn man sich bewusst mit den Seelenqualitäten der eingenommenen Bachblüten auseinander setzt.

Bachblütentherapie bei Kindern

»Richtig verstanden ist die Elternschaft eines unserer größten Privilegien. Elternschaft bedeutet, einer jungen Seele die Möglichkeit zu geben, um ihrer Entwicklung willen in einem physischen Körper auf diesen Planeten zu kommen. Es bedeutet weiterhin, dieser Seele in den ersten Lebensjahren alle nur mögliche geistige, seelische und körperliche Führung und Fürsorge zu ermöglichen.«   Edward Bach in *Heile Dich selbst*

Die Grundlagen zu den meisten späteren psychischen Störungen werden in den ersten sieben Lebensjahren gelegt. Daher können viele körperliche und seelische Störungen im späteren Leben verhindert werden, wenn man ein Kind – wenn nötig – vom ersten Lebenstag an mit Bachblüten begleitet.

Grundsätzlich empfiehlt sich die Bachblütentherapie auch für Kinder.

Auch körperliche Störungen wie Bauch- und Kopfschmerzen sind nach Meinung vieler Kinderärzte zu 80 Prozent seelisch bedingt und werden heute leider oft mit zu »schweren Geschützen«, z.B. mit Psychopharmaka behandelt. Eltern, die die Bachblüten für ihre Kinder entdeckt haben, wollen sie nicht mehr missen.

Bachblüten für Säuglinge und Kleinkinder

Im Säuglingsalter ist das Kind mit der Mutter noch symbiotisch verbunden, beide brauchen naturgemäß die gleichen Blüten. Solange gestillt wird, werden die Blütenimpulse vom Säugling mit der Muttermilch aufgenommen.
Außer den Notfalltropfen bei großer Aufregung brauchen Säuglinge und Babys in der Regel keine eigene Bachblüten-Mischung.

Die Notfalltropfen und Walnut oder Star of Bethlehem und Walnut im ersten Badewasser helfen Mutter und Kind, die Mühen der Geburt abzustreifen.

Umso sinnvoller ist die Blüteneinnahme für alle Personen, die das Familienklima prägen, in dem sich der Säugling wohl fühlen soll.

Wenn dann im Kleinkindalter die individuellen Charakterzüge stärker hervortreten, können akut und kurzfristig auch eigene Bachblüten-Mischungen gebraucht werden.

Dosierung

Für Kleinkinder reicht meist eine Zehn-Milliliter-Einnahmeflasche ohne Alkoholkonservierung. Man beginnt zunächst mit der normalen Dosierung und muss dabei genau beobachten, wie oft, in welcher Anzahl und bis wann die Tropfen gern genommen werden. Entsprechend sollte man die Dosierung verändern. Erstreaktionen dürfte es bei Babys und Kleinkindern nicht geben, da ja nur akute Zustände behandelt werden. Wenn sich der negative Gemütszustand bei einem Baby trotz gut gewählter Bachblüten-Mischung nicht verändert, wird er durch ein anderes Mitglied des Familiensystems immer wieder ausgelöst und muss bei diesem Familienmitglied behandelt werden.

Kinder bis zur Vorpubertät

Kinder brauchen die Bachblüten, ähnlich wie Erwachsene, grundsätzlich in drei verschiedenen Situationen.

◆ Als seelische Gesundheitsvorsorge:
Kommt ein sonst stets agiles, waches Kind eines Tages ungewöhnlich müde, einsilbig und geistesabwesend von der Schule nach Hause und man bekommt den Eindruck, es brütet eine Krankheit aus, sollte man ihm ein paar Tropfen Clematis eingeben und beobachten, wie es vom Zustand des »Nicht-ganz-da-Seins« wieder zur normalen Wachheit und Agilität zurückfindet. Eine körperliche Krankheit braucht vielleicht gar nicht »ausgebrütet« zu werden, und wenn sie dennoch auftritt, verläuft sie meist kürzer und leichter als bei seinen Schulkameraden.

◆ **Zur Überwindung seelischer Krisensituationen:**

Bei seelischen Krisensituationen im Kindesalter kann es sich um Eifersucht auf ein neues Geschwisterchen, Panik vor Geistererscheinungen nach einem Fernseh- oder Kinofilm, Angst vor dem ersten Schultag, Widerstand gegen die Schularbeiten o.Ä. handeln. Bei einer richtig gewählten Blütenmischung sollte schon innerhalb der ersten 24 Stunden ein deutlicher Ansatz zur Harmonisierung erkennbar sein. Deshalb empfiehlt sich, für Kinder nur Zehn- oder 20-Milliliter-Fläschchen zuzubereiten bzw. die Wasserglasmethode anzuwenden.

◆ **Zur unterstützenden Begleitung bei Krankheiten:**

Die Bachblüten haben sich zur seelischen Unterstützung bei akuten und chronischen Krankheiten bewährt. Erfahrungsgemäß ist es für den Erfolg sehr wichtig, dass außer dem Kind auch eine wichtige Bezugsperson in der Familie Bachblüten nimmt.

◆ Schlafstörungen	◆ Neurodermitis
◆ Ängste	◆ Bettnässen
◆ Ess- und Verdauungsstörungen	◆ Schwierigkeiten beim Zahnen
◆ Kopfschmerzen und Migräne	◆ Aggressivität
◆ Allgemeine Infektanfälligkeit	◆ Schulschwierigkeiten
	◆ Legasthenie
◆ Ekzeme	◆ Stottern
◆ Allergien	◆ Hyperkinetisches
◆ Asthma bronchiale	Syndrom (psychoorganisches Syndrom)

Wo Kinderärzte Bachblüten besonders häufig einsetzen

Bewährte Empfehlungen

Überreden Sie Ihr Kind nicht dazu, Bachblüten einzunehmen!

Die gewählten Blüten sollten in altersgerechter Form soweit möglich mit dem Kind besprochen werden. Es ist sehr wichtig, dass ein Kind die Blüten nicht als Beruhigungstropfen für jedes seelische Wehwehchen kennen lernt, sondern als Verbündete betrachtet, die ihm dabei helfen, etwas Eigenes zu entwickeln oder zu stärken. Viele Kinder bezeichnen ihre Mischung von sich aus als »meine Tapferkeitstropfen« oder »meine Geduldstropfen«; so werden Autonomie und Selbstverantwortung gefördert. Man sollte Kindern auch freistellen, die Blüten einzunehmen oder nicht, denn Kinder nehmen Bachblüten sehr gerne ein, wenn sie sie wirklich brauchen. Da sie ihrem höheren Selbst oder ihrer Seele noch näher sind als wir Erwachsene und weniger mentale Widerstände aufgebaut haben, reagieren sie nicht nur schnell, sondern auch seismographisch genau auf die Blütenenergien. Als Erwachsener steht man oft staunend vor diesen Reaktionen.

Von folgender Erfahrung wird in ähnlicher Form immer wieder berichtet:
Ein Vierjähriger kommt vom Spielplatz extra nach Hause, um seine Mutter daran zu erinnern, dass es Zeit ist, seine Tropfen einzunehmen. Zwei Tage später lehnt er entschieden ab, die Tropfen weiter zu nehmen, da er registriert hat, dass das seelische Gleichgewicht inzwischen wieder hergestellt worden ist.

Oder: Eine Mutter verwechselt beim Verabreichen der Tropfen versehentlich die Fläschchen der Geschwister. Der kleine Sohn weigert sich massiv, diese Tropfen einzunehmen, und schreit wie am Spieß, bis die Mutter die Verwechslung bemerkt. Seine eigenen Tropfen nimmt er dann widerstandslos ein.

Man sollte Kinder also nicht zu überreden versuchen, Bachblüten einzunehmen, weil alle in der Familie jetzt ihre Mischung bekommen, oder sie dazu nötigen, ihre alte Mischung aufzubrauchen.

Bachblüten und Pubertät

Im beginnenden Selbstfindungsprozess können die Bachblüten helfen, die oft heftigen Stimmungsschwankungen auszugleichen. Allerdings werden die Eltern dann meistens nicht mehr als »Behandler« akzeptiert und sind tatsächlich auch nicht dazu geeignet, denn sie sind meistens Teil der seelischen Konfliktsituation des jungen Menschen und daher nicht zu einer objektiven Sicht der Dinge in der Lage.

Hat man den Eindruck, dass die seelische Problematik schwerwiegender ist, sollte man den Besuch bei einem neutralen fachkundigen Behandler oder psychologisch geschulten Therapeuten anregen. Oft greifen junge Menschen nach anfänglicher Ablehnung die Gedanken Edward Bachs von selbst begeistert auf. Man sollte ihnen Zeit lassen, die Bachblüten selbst für sich zu entdecken.

Fragen und Antworten zur Anwendung bei Kindern

Können Kinder mit Bachblüten manipuliert werden?

Die Bachblüten können grundsätzlich kein Instrument der Manipulation sein, weder bei Erwachsenen noch bei Kindern. Dies hat zwei Gründe: Einerseits können die Bachblüten nur dann wirksam werden, wenn sie wirklich benötigt werden. Andererseits dienen die Bachblüten der Persönlichkeitsentfaltung und führen den Menschen auf den Weg zu sich selbst zurück – also auf eine Ebene, wo er immer weniger manipulierbar wird.

Manipulation

Selbst wenn man die Bachblüten in manipulativer Absicht einsetzen würde, um z.B. aus einem lebhaften ein braves, angepasstes Kind zu machen, wird man damit wenig Erfolg haben, wenn die wahre Natur des Kindes lebhaft ist.

Ist es sinnvoll, Kindern ständig Bachblüten zu geben, damit sie es später im Leben leichter haben?

Charakterbeeinflussung

Nein, es ist ein Missverständnis zu glauben, dass durch ständige Bachblüten-Einnahme der Charakter eines Kindes harmonisch und sein Leben als Erwachsener konfliktfrei verlaufen wird. Kinder zeigen recht deutlich, zu welchem Zeitpunkt ihrer Entwicklung ihnen die Bachblüten gut tun. So reagierte z.B. ein Kind, das im Alter von sechs Jahren bei Schulschwierigkeiten eine bestimmte Blütenmischung gern eingenommen hatte, zu einem späteren Zeitpunkt in einer vergleichbaren Situation ablehnend und verweigerte die Einnahme: Es spürte instinktiv, dass es mit diesen Schwierigkeiten jetzt anders umgehen musste.

Die Konzentrate können nur dort eingreifen, wo etwas vorhanden ist: Sie wirken nur dort harmonisierend, wo ein akuter disharmonischer Zustand besteht. Man kann mit den Bachblüten also keine Charakterzustände hervorrufen, die nicht bereits im Kind angelegt sind.

Zusammenfassung: Bachblütentherapie bei Kindern

- Besonders empfehlenswert, da seelische Negativzustände viel früher und klarer zutage treten als beim Erwachsenen.
- Kinder sprechen schneller auf die Bachblüten an; im akuten Zustand in wenigen Stunden oder Tagen.
- Kinder geben deutlich zu erkennen, wann eine Mischung benötigt bzw. wann sie nicht mehr gebraucht wird.
- Diagnose wie beim Erwachsenen; Kinder wissen meist besser, was sie brauchen, als ihre Eltern denken.
- Dosierung grundsätzlich wie beim Erwachsenen; Zubereitung auch ohne Alkohol möglich. Wegen der kürzeren Einnahmezeit sind kleinere Einnahmeflaschen (10-20ml) sinnvoll.

Bachblütentherapie
bei Tieren

Anwendung

Man sagt, Tiere sind Seelenwesen und ihren Empfindungen viel unmittelbarer ausgeliefert als der Mensch. Die Praxis hat gezeigt, dass Tiere oft besonders rasch auf die positiven Impulse der Bachblüten reagieren, so dass eine Harmonisierung häufig innerhalb kurzer Zeit erreicht ist. So kann z.B. ein scheues und ängstliches Tier mit Hilfe der Bachblüte Mimulus in wenigen Tagen seine Furchtsamkeit überwinden und Mut und Vertrauen entwickeln.

Tiere reagieren oft sehr prompt und schneller als Menschen auf die Impulse der Bachblüten.

Die Therapiedauer ist also deutlich kürzer als beim Menschen. Im Gegensatz zum Menschen hat das Tier allerdings nicht die Chance, bewusst an der Überwindung seiner seelischen Fehlhaltungen mitzuarbeiten Zuchtbedingte »Charakterfehler« lassen sich mit Hilfe der Bachblüten nur begrenzt beeinflussen, häufig erweisen sie sich sogar als therapieresistent.

Zuchtfehler lassen sich mit Bachblüten nicht korrigieren.

Wer seinem Tier mit Bachblüten helfen möchte, sollte immer abklären, ob das Verhalten organische Ursachen hat. Die Bachblütentherapie will und kann eine notwendige ärztliche oder tierärztliche Behandlung nicht ersetzen. Verabreichen Sie die Bachblüten nur dann, wenn das Tier tatsächlich erkennbar negative Verhaltens- und Gemütssymptome zeigt (z.B. ängstlich, nervös, zurückhaltend oder wild, ungestüm, aggressiv).
Tierbehandler und Tierhalter berichten über gute Erfolge mit Bachblüten vor allem bei akuten »psychischen« Störungen (z.B. Ängste, Aggressivität), Verhaltensstörungen (z.B. Unsauberkeit, Eingliederungsprobleme), bei Notfällen aller Art und als »seelische« Unterstützung in schwierigen Situationen (z.B. Arztbesuch, Geburt).

Vorher Abklärung beim Tierarzt!

Wenn die Bachblütentherapie bei Tieren zur Mitbehandlung chronischer, organischer Erkrankungen (z.B. chronischer Durchfall, Ekzeme oder Haarausfall) eingesetzt wird, sind die Erfolgsausichten unterschiedlich.

Mit der Bachblütentherapie können keine Schäden behoben werden, die durch eine nicht artgerechte Haltung entstanden sind.

Wie erkenne ich die richtigen Bachblüten für mein Tier?

Wie beim Menschen, geht man auch bei Tieren vom akuten negativen Gemütszustand aus.

Natürlich kann man seine Katze nicht fragen, wie sie sich gerade fühlt. Tiere zeigen aber neben ihren Art- und Rassemerkmalen meist einen recht individuellen Charakter, den man nur genau beobachten muss. Die meisten Tierhalter kennen ihn auch sehr genau. Abweichungen vom Normalverhalten werden dann schnell erkannt und offensichtlich: Reagiert das Tier ängstlich oder eher wild und ungestüm? Zieht es sich zurück? Ist es nervös, zurückhaltend oder aggressiv, usw.?

Meist wird man sich für eine Kombination mehrerer Blüten entscheiden, da die Symptome auf verschiedene Bachblüten hinweisen. Erfahrungsgemäß reichen 2 bis 4 in der Regel aus.

Dosierung und Verabreichung von Bachblüten bei Tieren

Die Bachblüten-Konzentrate werden für Tiere – wie bei der Zubereitung für Menschen – auf Einnahmestärke verdünnt.

Es gibt keine Standarddosierung, die Häufigkeit der Gaben wird individuell dem einzelnen Tier angepasst. Aus der Praxis haben sich jedoch folgende Erfahrungswerte als Orientierungshilfe ergeben:

◆ Ausgewachsene Kleintiere erhalten viermal täglich vier   *Kleintiere*
   Tropfen aus der Einnahmeflasche. Bei neugeborenen Klein-
   tieren beträgt eine Dosis jeweils ein bis zwei Tropfen, bei
   jungen Tieren in den ersten Lebenswochen zwei bis drei
   Tropfen.

◆ Ausgewachsenen Großtieren gibt man täglich viermal zehn   *Großtiere*
   Tropfen aus der Einnahmeflasche. Neugeborene Großtiere
   erhalten pro Dosis vier bis fünf Tropfen, junge Großtiere in
   den ersten Lebenswochen jeweils fünf bis sechs Tropfen.

Die Tropfen aus der Einnahmeflasche kann man dem Tier mit
Hilfe einer Pipette direkt auf die Zunge geben. Man kann sie ihm
auch auf die Nase oder die Pfoten träufeln, wo es sie selbst ab-
lecken wird. Oder Sie mischen die Tropfen einfach ins Futter
oder Trinkwasser.

Fragen und Antworten zur Original Bachblütentherapie

Alkoholgehalt

Kann der Alkoholgehalt in den Konzentraten für Babys schädlich sein?

Nein, eine Einnahmemischung (ein Tropfen Konzentrat auf zehn Milliliter Wasser) enthält weit weniger Alkohol als z.B. herkömmliche homöopathische Tropfen und kann bedenkenlos gegeben werden.

Allergiker

Kann ein Allergiker Bachblüten nehmen?

Die Einnahme der Bachblüten ist für Allergiker völlig problemlos. Die Konzentrate erhalten ja keinerlei materielle Bestandteile von Pflanzen, also keine Allergene, sondern nur die energetische Information der jeweiligen Blüte. Die Mitbehandlung von Allergien durch Bachblüten hat sich sogar sehr bewährt.

Aufhören

Woher weiß ich, wann ich mit der Einnahme der Bachblüten aufhören kann?

Sie werden es spüren, wenn sich Ihr seelisches Befinden harmonisiert und stabilisiert hat. Meist empfindet man dann kein Bedürfnis mehr, die Einnahme fortzusetzen, oder »vergisst« die Tropfen ganz einfach. Bei gut gewählten Mischungen geschieht das meistens nach knapp drei Wochen. Aber das ist keine feste Regel. Solange man das Bedürfnis hat, seine Mischung weiterzunehmen, sollte man es tun.

Lassen sich mit Bachblüten körperliche Symptome oder Krankheiten behandeln?

Grundsätzlich ist die begleitende Anwendung der Bachblüten bei Krankheiten möglich und empfehlenswert. Erfahrungsgemäß lassen sich die durch die Krankheit hervorgerufenen negativen Seelenzustände und/oder Stockungen im noch möglichen Heilverlauf positiv beeinflussen.

Behandlung körperlicher Symptome oder Krankheiten

Allerdings wurde in Bezug auf die Bachblütentherapie auch die Erfahrung gemacht, dass sich über die von Bach in seinen Schriften gemachten Angaben hinaus keine allgemein verbindlichen Zusammenhänge zwischen bestimmten körperlichen Symptomen und speziellen Blütenkonzepten herstellen lassen: Nicht jeder Herzkranke braucht als wichtigstes Mittel Holly, nicht jeder Nierenkranke braucht zuerst Mimulus.

Für die Ermittlung der jeweils richtigen Bachblüten-Mischung zur Begleitung einer körperlichen Krankheit ist auch hier wieder die Frage zu stellen: Wie reagiere ich persönlich jetzt auf meine Krankheit? Verursachen mir z.B. meine Herzbeschwerden Schuldgefühle (Pine), habe ich Angst, es könnte chronisch werden (Mimulus)? Werde ich an meine herzkranke Mutter erinnert (Honeysuckle)?

Oft lassen sich die tiefer liegenden Zusammenhänge nur mit Hilfe erfahrener Therapeuten herausfinden.

Tipps für die Bachblüten-Begleitung bei akuten und chronischen Krankheiten

Bei akuten Krankheiten

Im Vorstadium von akuten Krankheiten, etwa wenn eine Grippe im Anzug ist, helfen die Notfalltropfen, abends in einem heißen Getränk eingenommen, sich über Nacht so zu stabilisieren, dass das Immunsystem mit dem Erreger fertig wird.

Während akuter Krankheiten lohnt es sich oft nicht, ein Mischungsfläschchen herzustellen. Vielmehr besteht, wenn man zu Hause ist, die ideale Gelegenheit, aufkommende Gemütszustände mit wechselnden Blüten nach der Wasserglasmethode zu begleiten.

Bei chronischen Krankheiten

Bei der Mitbehandlung chronischer Krankheiten können die Bachblüten, mit der nötigen Geduld eingesetzt, wahre Wunder vollbringen, womit jedoch nicht gesagt ist, dass körperliche Symptome verschwinden.
Die Bachblütentherapie hat ihr Ziel erreicht, wenn Sätze fallen wie: »Ich bin ein anderer Mensch geworden«, »Ich stehe viel fester im Leben«, »Ich kann mit meiner chronischen Krankheitsbelastung anders umgehen« oder »Ich habe den Sinn meiner Krankheit erkannt«.
Körperliche Symptome lassen sich nun unter Umständen mit anderen Therapieformen besser lindern oder ausheilen.

An dieser Stelle nochmals der Hinweis: Die Bachblütentherapie kann und will eine notwendige medizinische Behandlung nicht ersetzen.

Ist die Einnahme einer einzelnen Blüte wirkungsvoller als die einer Mischung?

Einnahme einzelner Blüten

Nein. Seelische Krisensituationen entstehen durch eine individuelle Konstellation von negativen Reaktionsmustern. Je vollständiger das betreffende energetische Bild erfasst wird, desto präziser ist die harmonisierende Wirkung der Blütenmischung.

Wie lange dauert es, bis sich die erste Wirkung einer gut gewählten Mischung zeigt?

Erste Wirkung

In akuten Situationen, z.B. bei Ärger mit Kollegen, muss in den ersten zwei bis drei Tagen eine deutliche Harmonisierungstendenz oder eine Erstreaktion erkennbar sein. Tritt keines von beidem ein, sollte die Blütenkombination neu überdacht werden.
Behandelt man chronische negative Reaktionsmuster, z.B. Minderwertigkeitsgefühle von Jugend auf, so können zwei bis drei Wochen vergehen, bis die ersten Veränderungstendenzen bewusst werden.

Wie lange dauert eine Bachblütentherapie insgesamt?

Die Harmonisierung von akuten Situationen, z.B. Spannungen im Kollegenkreis: ein bis drei Mischungen oder drei bis neun Wochen. Zur positiven Veränderung chronischer Reaktionsmuster sind erfahrungsgemäß mindestens zehn bis zwölf Mischungen bzw. zwölf bis 15 Monate anzusetzen.

Gesamtdauer einer Bachblütentherapie

Dies sind Durchschnittswerte, die individuell unterschritten oder überschritten werden können. Je länger eine seelische Fehlhaltung schon besteht, umso länger dauert es naturgemäß, sie aufzulösen und durch neue positive Gefühlsentscheidungen zu ersetzen. Die Behandlung ist abgeschlossen, wenn man innerlich das deutliche Gefühl hat, die Blüten nicht mehr zu benötigen.

Kann Gewöhnung/Abhängigkeit eintreten?

Gewöhnung kann nicht eintreten, da die Bachblüten-Konzentrate nicht substituieren, sondern reharmonisieren. Ist das seelische Gleichgewicht wieder hergestellt, so hat eine Mischung keine weitere Wirkung. Man verliert erfahrungsgemäß das Interesse an der Einnahme, vergisst oder verlegt das Fläschchen.

Gewöhnung

Auch eine seelische Abhängigkeit kann nicht eintreten, da jede Einnahme einer gut zusammengestellten Mischung eine stärkere Verbindung mit der eigenen inneren Führung bewirkt. Dies bringt schrittweise mehr innere Freiheit, Unabhängigkeit, Eigenständigkeit mit sich. Die Blüten werden aber im Gegenteil erfolgreich eingesetzt, um sich aus einer seelischen Abhängigkeit zu lösen.

Sollte man die Bachblüten heimlich verabreichen, wenn man weiß, dass der andere sie sonst nicht nehmen würde?

Nein. Die Bachblüten-Mischung unerkannt ins Mineralwasser des Partners zu träufeln, weil man glaubt, er müsse seinen Charakter ändern, widerspricht dem Heile-dich-selbst-Prinzip der Selbstverantwortung in der Bachblütentherapie.

Heimliche Verabreichung

Ausnahmen sind bei kleinen Kindern zu machen, solange sie keine Selbstverantwortung übernehmen können, und bei Erwachsenen in Notsituationen: Hier sollten vor allem die Notfalltropfen als erste Hilfemaßnahme verabreicht werden.

Beeinträchtigen Kaffee, Alkohol und Nikotin die Wirkung der Bachblüten?

Kaffee, Alkohol, Nikotin

Die Wirkung der Bachblüten wird durch Genussmittel grundsätzlich nicht negativ beeinflusst. Erfahrungsgemäß normalisiert die Bachblüten-Einnahme jedoch das Verhältnis zum Genussmittelverbrauch: Übertreibungen gehen zurück.

Gibt es auch Menschen, die auf die Bachblüten keine Reaktion zeigen?

Keine Reaktion

Theoretisch nein, praktisch ja. Denn »jedes Ereignis hat seine Stunde«. Es kommt auch hier auf den richtigen Zeitpunkt an. In gewissen Stadien seiner Entwicklung fühlt man sich erfahrungsgemäß intuitiv zu verschiedenen Therapieformen hingezogen, von denen man dann auch profitiert. Auch für die Bachblütentherapie gibt es bei jedem Menschen erfahrungsgemäß einen idealen Zeitpunkt, in dem die Saat auf goldenen Boden fällt. Diese Chance sollte man auch anderen Menschen nicht nehmen, indem man sie vorzeitig zur Bachblütentherapie überredet.

Lassen sich Bachblüten mit anderen Medikamenten kombinieren?

Kombination mit anderen Medikamenten

Aufgrund der besonderen, nicht materiellen Wirkungsebene der Bachblüten-Konzentrate und der in über 60 Jahren bekannt gewordenen Erfahrungen wird grundsätzlich weder die Wirkung der Original Bachblüten-Konzentrate durch gleichzeitige Einnahme von Medikamenten beeinflusst, noch beeinflussen die Blütenkonzentrate die Wirkungsweise zusätzlich gegebener Medikamente negativ. Das gilt sowohl für naturheilkundliche als auch allopathische Arzneimittel und Psychopharmaka, besonders Neuroleptika. Es ist in jedem Falle sinnvoll, nach Rücksprache mit dem behandelnden Arzt, die Einnahme allopathischer oder naturheilkundlicher Medikamente von der Seelenebene her mit Bachblüten zu unterstützen. Es empfiehlt sich, homöopathische Hochpotenzen wegen besserer Beobachtung des Therapieverlaufs vorzugsweise nicht gleichzeitig, sondern mit ca. 14 Tagen Abstand einzunehmen.

Gibt es bei Bachblüten einen Placeboeffekt?

Die positiven Wirkungen der Bachblüten, gerade bei Säuglingen und Kleinkindern, Tieren und Pflanzen, beweisen das Gegenteil, denn diese entwickeln ja keine bewusste Einstellung, Vorliebe oder Erwartung bei der Einnahme. Natürlich wirkt sich eine offene oder positive Einstellung gegenüber der Bachblütentherapie förderlich auf deren Verlauf aus, ist aber nicht zwingend notwendig. Andererseits wird eine noch so optimistische Haltung auf die Dauer nicht das Geringste bewirken können, wenn die akuten negativen Reaktionsmuster nicht richtig erkannt und die Blüten falsch gewählt werden.

Placeboeffekt

Gibt es richtige und falsche Mischungen?

Prinzipiell gibt es in der Bachblütentherapie keine richtigen oder falschen Mischungen, sondern nur mehr oder weniger treffsichere Zusammenstellungen. Seelische Konflikte lassen eine Annäherung aus verschiedenen Blickwinkeln zu. Die Erfahrung zeigt, dass verschiedene Therapeuten beim gleichen Patienten in derselben Situation zwar mit ähnlichen, jedoch nicht unbedingt mit gleichen Mischungen erfolgreich sein können. Entscheidend für die Intensität der Wirkung einer Mischung ist vor allem auch die Motivation des Therapeuten und das Niveau der im gemeinsamen Gespräch erreichten Bewusstseinsebene.

Richtige Mischungen

Was sind Typmittel oder Basisblüten?

Bach hatte seiner ersten Blütenserie, den zwölf Heilern, zunächst zwölf Persönlichkeitstypen zugeordnet und nannte diese Blüten Typmittel. Das hat später vielfach zu Missverständnissen

Typmittel

geführt: Mancher sah darin eine Klassifizierung oder Festlegung, mit der er sich keinesfalls identifizieren wollte. Jahrzehntelange Praxis mit den Bachblüten-Konzepten hat inzwischen Folgendes gezeigt: Jeder Mensch hat zwischen sechs und 15 individuelle, für ihn typische negative Reaktionsmuster, die ihm in gewissen Abständen immer wieder Schwierigkeiten machen; unter diesen Reaktionsmustern können alle 38 Bachblüten-Konzepte vertreten sein. Ich nenne diese Blüten individuelle Basisblüten: Wer über längere Zeit mit Bachblüten arbeitet, wird seinen Basisblüten von selbst begegnen. Für die therapeutische Wirkung einer Mischung ist es unerheblich, ob die eingenommene Blüte eine eigene Basisblüte ist. Sie wird einfach häufiger gebraucht, und man wird sich zwangsläufig mit diesem Konzept häufiger auseinander setzen.

Wird die Qualität der Blütenessenzen durch die Umweltverschmutzung beeinträchtigt?

Umweltverschmutzung

Nach bisheriger Erfahrung nicht. Für die Herstellung der Blütenessenzen wird nicht der »materielle Körper« der Pflanze, sondern die »energetische Information« der Blüten verwendet. Dieses Wesentliche, der Grundcharakter der Pflanze, wird durch materielle äußere Umstände – wie etwa sauren Regen – offensichtlich nicht beeinträchtigt.

Gibt es Bachblüten, die sich nicht miteinander vertragen?

Verträglichkeit der Bachblüten untereinander

Nein. Alle 38 Bachblüten lassen sich beliebig miteinander kombinieren. Anders als beispielsweise die Mittel der Homöopathie bilden die Bachblüten insgesamt eine harmonische Gruppe oder Familie. Bach nannte sie deshalb *the happy fellows of the plant world*. Selbst Blüten, die scheinbar gegensätzliche Gemütszustände harmonisieren, können und müssen gemeinsam verwendet werden, wenn beide Zustände gleichzeitig erkennbar sind. Gerade die Koexistenz dieser gegensätzlichen Züge ist sehr häufig das Problem, weil der eine Zug durch den anderen kompensiert werden soll.

Beispiel: Ein Mensch, der zu Hause nachgiebig ist (Centaury), tritt in seiner Arbeitsstelle herrisch und fordernd auf (Vine). Werden beide Züge durch Bachblüten-Einnahme harmonisiert, kann dieser Mensch zu Hause jetzt besser sagen, was er möchte (Centaury), ohne als Vorgesetzter seinen Willen unbedingt durchsetzen zu müssen (Vine).

Ist die vorbeugende Einnahme bestimmter Blüten möglich, z.B. von Larch, um Minderwertigkeitsgefühle zu vermeiden?

Grundsätzlich nicht. Die Bachblüten können nur wieder etwas ins Gleichgewicht bringen, was aus dem Gleichgewicht, in Disharmonie gefallen ist. Ist das Gleichgewicht, z.B. das Selbstwertgefühl, noch vorhanden, kann keine Wirkung zustande kommen.

Vorbeugende Einnahme

Wie viele Blüten soll man kombinieren?

Das ist je nach Situation verschieden: Empfohlen werden standardmäßig sechs Blüten. Bei Erstmischungen fällt es jedoch oft schwer, sich auf sechs zu beschränken. Hier kann es sinnvoll sein, bis zu zehn Blüten zu verwenden. Gerade wenn man sich zwischen zwei Blüten nicht entscheiden kann, ist zu empfehlen, beide Blüten in die Mischung aufzunehmen: Erfahrungsgemäß ist oft die Blüte, die man für nicht so wichtig hält, die entscheidende. Eine umfangreiche erste Mischung schafft so etwas wie eine Beruhigung oder Grundklärung des seelischen Terrains. Die Reaktionsmuster zeigen sich dann wesentlich klarer. Man kommt dann meistens mit drei bis fünf Blüten aus. Auch wenn »falsch gewählte« Blüten keine Wirkung zeigen, ist doch anzustreben, die Blütenauswahl zu beschränken und sich mit den Konzepten dieser wenigen Blüten innerlich wirklich zu beschäftigen.

Wie viele Blüten

Anhang

Zur Autorin

Mechthild Scheffer ist eine der großen Persönlichkeiten in der Welt ganzheitlicher Heilung. Als Wegbereiterin und Pionierin der Bachblütentherapie brachte sie 1981 das Werk von Dr. Edward Bach in den deutschen Sprachraum und führte es in 30 Jahren zu seiner jetzigen eindrucksvollen Entfaltung.

Jahrzehntelang fungierte Mechthild Scheffer als Repräsentantin des englischen Bach Centres in den deutschsprachigen Ländern. Ihre mehr als 30-jährige Praxis- und Forschungstätigkeit fand ihren Niederschlag in 16 Büchern und diversen anderen Veröffentlichungen. Einige ihrer Bücher gelten als Grundlagenwerke der Original Bachblütentherapie und wurden in viele Sprachen übersetzt.

Mechthild Scheffer entwickelte das weltweit erste Ausbildungsprogramm in der Original Bachblütentherapie und gründete die Institute für Bachblütentherapie, Forschung und Lehre in Hamburg, Wien und Zürich.

Aktuell engagiert sich Mechthild Scheffer für die Integration der Bach'schen Erkenntnisse in andere geeignete Therapieansätze und Initiativen zur psychosozialen Gesundheitsvorsorge.

Mit dem von ihr neu entwickelten Ansatz der Bachblüten-Harmonisierung nach Reaktionstyp (Reharmony®) beschreibt Mechthild Scheffer 2009 erstmals die energetische Basis der Bachblütentherapie. Dies erleichtert und vereinfacht für viele Anwender den Einstieg und die Nutzung des Bachblüten-Systems.

www.bach-bluetentherapie.com
www.reharmony.org

Weitere Veröffentlichungen:

STANDARDWERKE
Mechthild Scheffer
Die Original Bachblütentherapie.
Das gesamte theoretische und praktische Bachblüten-Wissen.
Irisiana Verlag, München
ISBN 978-3-424-15189-3

Mechthild Scheffer
Bachblütentherapie.
Das Lehrbuch für die therapeutische Praxis.
Elsevier Verlag, München
ISBN 978-3-437-57900-4

ERGÄNZUNG ZUM STANDARDWERK/KARTENSET
Mechthild Scheffer
Bachblüten als Wegbegleiter.
Entfalte deine Seelenstärke. Set mit Buch und 39 Karten.
Irisiana Verlag, München
ISBN 978-3-424-15237-1

VERTIEFUNG
Mechthild Scheffer
Selbsthilfe in Krisensituationen
Knaur MensSana Verlag, München
ISBN 978-3-426-87427-1

Mechthild Scheffer
Die Original Bachblüten.
Finden, bestimmen und anwenden.
Franckh-Kosmos Verlag, Stuttgart
ISBN 978-3-440-12263-1

Mechthild Scheffer, Wolf-Dieter Storl
Die Seelenpflanzen des Edward Bach.
Neue Einsichten in die Bachblütentherapie.
Aurum Verlag, Bielefe d
ISBN 978-3-899-01655-0

FÜR EINSTEIGER
Die Original Bachblütentherapie.
Das Kartenset zum einfachen Einstieg
Irisiana Verlag, München
ISBN 978-3-7205-2668-5

Die Original Bachblütentherapie.
Der schnelle Einstieg
Irisiana Verlag, München
ISBN 978-3-424-15170-1

REHARMONY
Bachblüten-Ayurveda
Seelenharmonie für die ganze Familie
Romeon Verlag. Kaarst
ISBN 978-3-96229-060-3

Institut für Bachblütentherapie
Forschung und Lehre
Mechthild Scheffer
Pfeilgasse 29/14
1080 Wien
Telefon: +43 (0)1 53386400
Telefax:+43 (0)1 533864015
E-Mail: info@bach-bluetentherapie.com
www.bach-bluetentherapie.com
www.reharmony.org

Seminare & Ausbildung
Ingrid Haring,
Lehrbeauftragte des Instituts für Bachblütentherapie, Mechthild Scheffer
www.bachblueten-zentrum.com

Mehr zum Thema von Mechthild Scheffer

Dieses Standardwerk beinhaltet umfangreiche Beschreibungen der 38 Bachblüten-Konzepte, Schritt-für-Schritt-Anweisungen zur Zusammenstellung von Bachblüten-Mischungen sowie zahlreiche Fragebögen zur Selbsteinschätzung.

400 Seiten | ISBN 978-3-424-15189-3

Jede Karte erläutert den persönlichen Entwicklungsprozess vor und nach Einnahme der jeweiligen Blüte. Auf diese Weise lässt sich die Anwendung der Original Bachblüten schnell und unkompliziert erlernen. Ein unerlässlicher Begleiter für den Alltag.

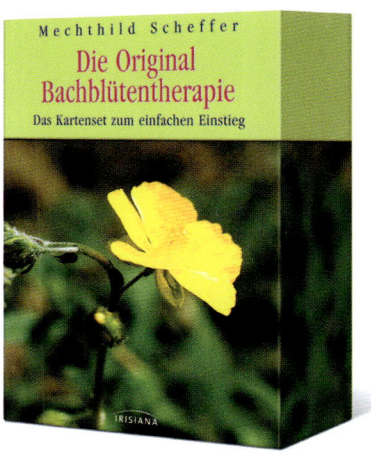

50 Karten | ISBN 978-3-7205-2668-5

Leseproben unter irisiana.de

Neues zur Bachblütentherapie

432 Seiten | ISBN 978-3-424-15394-1

Die renommierte Expertin Mechthild Scheffer beleuchtet im zweiten Teil ihres großen Standardwerks die Bedeutung der Bachblütentherapie für die seelische Gesundheitsvorsorge in diesen Zeiten großer Veränderungen. Mit unveröffentlichten Entwicklungen und neuesten Erkenntnissen zum Thema Bachblütentherapie.

Leseprobe unter irisiana.de